AF533580

Das Geheimnis meiner Klangtherapie

Walter Häfner

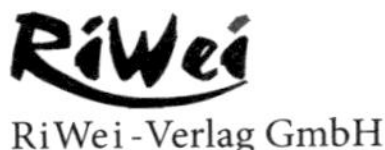

RiWei-Verlag GmbH

1. Auflage 2017

Gesamtherstellung: RiWei-Verlag GmbH
Lektorat: Bettina Maier
Gestaltung & Satz: Corinna Bernburg
Fotos: © Corinna Bernburg 10, 20, 45, 62, 107, 129 / © Werbeagentur Leppert & Partner 39, 74, 81, 85, 94, 133 / © Walter Häfner 14, 69, 70 / © www.welten-klang.de 78, 86, 89 / Titelfoto: © Shutterstock

RiWei-Verlag GmbH
Baierner Weg 4, 93138 Hainsacker
Telefon 0941/7994570
info@riwei-verlag.de
Forum: www.wuwei-shop.de/forum
TV-Sender: www.riwei.tv
www.riwei-verlag.de

ISBN 978-3-89758-715-1

Das Geheimnis meiner Klangtherapie

Walter Häfner

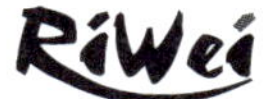

Die Welt ist Klang
Klang ist Schwingung
Schwingung ist Energie
Energie ist Leben
Leben ist Bewusstsein
Bewusstsein wird zur Liebe
die Liebe ist der Ursprung
allen Seins

Liebe Leser,

dieses Buch habe ich für alle Menschen geschrieben, die Eigenverantwortung übernehmen wollen. Für all jene, die nicht mehr im Außen vergeblich suchen, sondern erkennen, dass alles bereits in ihnen ist. Die zu verstehen beginnen, dass dieses Gesellschaftssystem von nur wenigen gesteuert wird, um Macht über eine große Masse Menschen ausüben zu können. Die bereit sind, alle Begrenzungen aufzulösen. Denn es gibt kein Richtig oder Falsch, es gibt kein Gut oder Böse. Es gibt nur Erfahrungen, die wir selbst machen wollen.

Dieses Buch steht für alle Menschen, die erkennen, dass sie so sein dürfen, wie sie sind, und sich nicht durch Leistung definieren müssen, um anerkannt zu werden. Wir sind nicht unser Körper. Wir sind Geist. Unsere Seele will nur Erfahrungen machen.

Ich habe eine Klangtherapie entwickelt, die uns zurück zu unserem wahren Selbst führt. Sie öffnet unser Herz und heilt alle Wunden.

Ihr
Walter Häfner

Inhalt

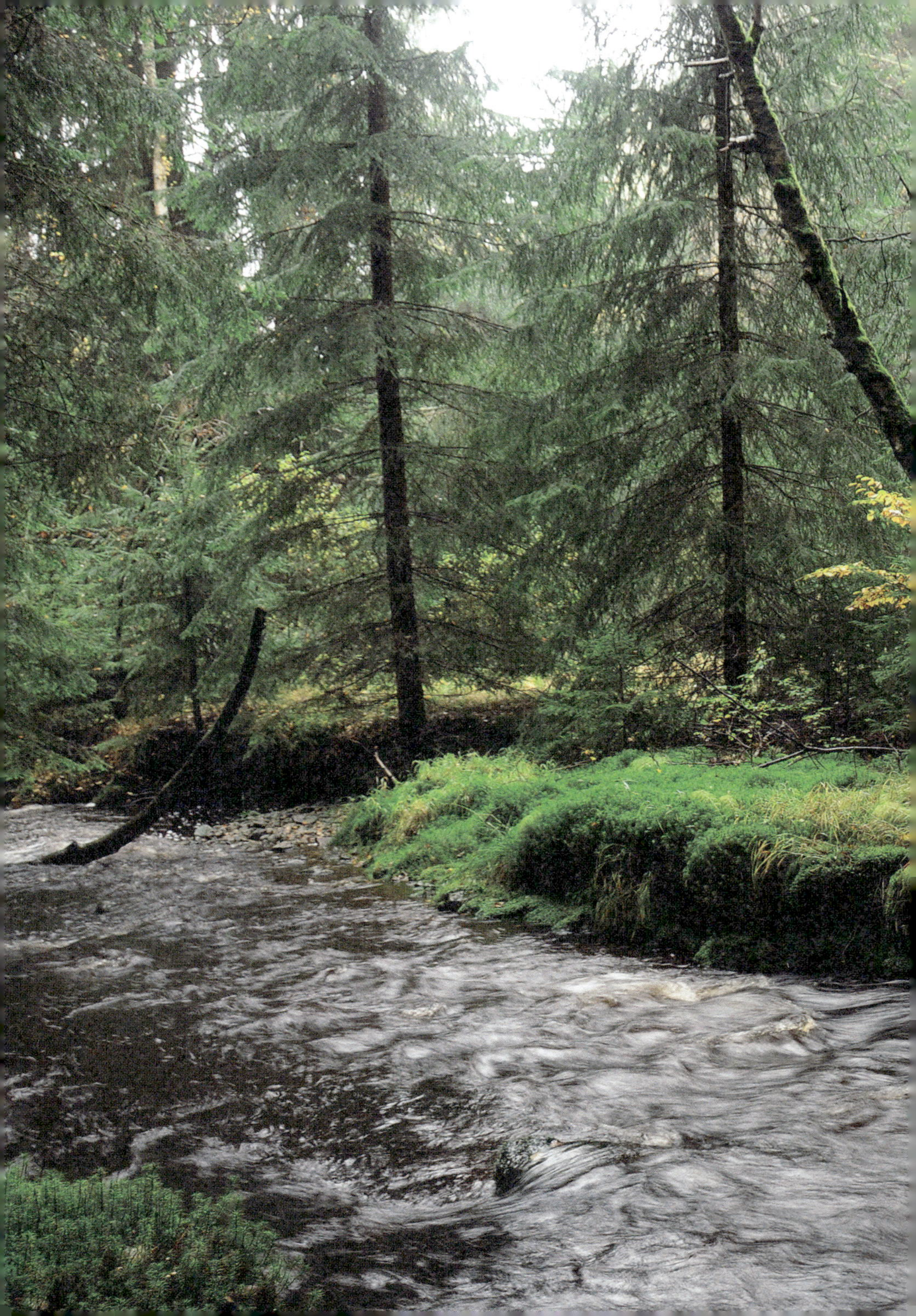

Vorgeschichte

Lange Zeit wusste ich überhaupt nicht, wo es in meinem Erdendasein so richtig lang gehen sollte. So viel zu der Aussage: *Bevor man sich auf den Weg macht, sollte man das Ziel schon kennen.* Da aber der schnellste Weg zum Ziel ein großer Umweg ist, habe ich viele Erfahrungen machen dürfen – sehr viele.

Nach meiner Schulzeit ging ich erst einmal in die Lehre zum Maschinenschlosser, was damals der große Wunsch meiner Mutter war. Als ich anschließend ein Jahr lang in diesem Beruf arbeitete, erkannte ich für mich sehr schnell, dass dies nicht alles in meinem Leben sein kann. Ich betrachtete das Dasein meiner damaligen Arbeitskollegen: Von Montag bis Freitag gingen sie an jedem Morgen seit vielen Jahren in die Arbeit, jeden Samstag wurde immer stolz das Auto gewaschen. Sie lernen eine Frau kennen, heiraten und bauen letztendlich ein eigenes Heim. Tagein und tagaus immer gleich. Für mich konnte das nicht alles sein.

So begann meine Suche nach einem erfüllten Werdegang, einem Leben, das für mich Sinn ergibt. Es begann ein langer, langer Weg, der mir wie eine nie endende Odyssee erschien. Sehr oft war ich in den unterschiedlichsten Gewerben selbständig, doch glücklich und erfüllt war ich nicht. Da ich inzwischen auch verheirate war und Kinder hatte, musste ich jedoch Geld verdienen, ob Erfüllung oder nicht. So vergingen die Jahre und ich machte mit 38 Jahren nochmals eine Lehre als Krankenpfleger.

Danach arbeitete ich auf einer Station für Menschen mit einer Querschnittslähmung. Diese Tätigkeit machte mir große Freude, weil ich Menschen in scheinbar ausweglosen Situationen Mut zusprechen und ihnen eine große Hilfe sein konnte.

Hier lernte ich Respekt vor dem Leben
und empfand große Dankbarkeit
für meine Beweglichkeit und Gesundheit.

Die Zeit verging und mein Vertrag, der damals befristet war, lief aus. Als das die Patienten hörten, sammelten sie viele Unterschriften, um eine Verlängerung des Arbeitsvertrages zu erreichen. Sie hatten mich alle in ihr Herz geschlossen. Die Beschäftigung wurde dadurch tatsächlich nochmals um ein halbes Jahr verlängert. Während dieser Zeit kam der zuständige Professor auf mich zu und erklärte mir, dass eine weitere Fortsetzung nicht möglich sei, da Stellen abgebaut werden mussten. Er gab mir damals den Tipp, nochmals eine Schule als Heilerzieher zu besuchen. So lernte ich mit 40 Jahren noch den heilpädagogischen Bereich kennen. Nach dem Ende der Ausbildung arbeitete ich mit schwer erziehbaren Jugendlichen. Dort lernte ich, was es für Kinder und Jugendliche bedeutet, wenn die Eltern aus beruflichen oder anderen Gründen keine Zeit für sie haben.

Ich lernte und verspürte großes Mitgefühl und
versuchte, alles für die Kinder zu geben.

Doch irgendwann verließen mich meine Kräfte und ich erkrankte an einem Burnout. Das war für mich ein Hinweis, dass ich auch in diesem Bereich nicht für immer arbeiten konnte. Nach einer kurzen Pause kam eine neue Herausforderung auf mich zu. Ich fing eine neue Stelle an und arbeitete nun mit mehrfach und geistig behinderten Menschen. Im Gegensatz zu den schwer erziehbaren Jugendlichen war dies eine eher ruhige und gelassene Erfahrung, doch Selbstverwirklichung und Erfüllung war hier für mich nicht möglich. Also war ich weiter auf der Suche.

Der berühmte Zufall führte mich nach Nürnberg ins Erfahrungsfeld der Sinne nach Kükelhaus. Ein sogenannter Sinnesgarten, in dem es darum geht, alle Sinne – Sehen, Hören, Riechen, Schmecken, Fühlen – zu fördern und intensiver zu erleben. Dort gibt es auch einen Summstein, ein Findling, in dem ein Loch hineingemeißelt ist. Hier kann man seinen Kopf hinein halten und in einem tiefen Ton summen. Nach einiger Zeit erlebt man ein ganz tolles Gefühl, denn plötzlich fangen alle Zellen im Körper zu schwingen an.

Fasziniert war ich auch von einem sogenannten Pendelstein. Das Gestell ist aus drei Balken gebaut, in der Mitte hängt an einer Kette ein größerer Stein, auf dem man sich bequem setzen kann. Der Stein kann sich somit frei in alle Richtungen bewegen. Setzt man sich mit geschlossenen Augen darauf und lässt ihn frei pendeln, erlebt man in wenigen Minuten einen faszinierenden Zustand, denn man verliert das Gefühl von Raum und Zeit. Die Gedanken werden frei und eine tiefe innere Stille ist erlebbar.

Ich war total begeistert und ohne es zu wissen,
meinem Ziel näher gerückt.

Damals wohnte ich in einem Haus, welches zu einem Schloss im Park gehörte. So beschloss ich, nachdem die Besitzerin einverstanden war, dort

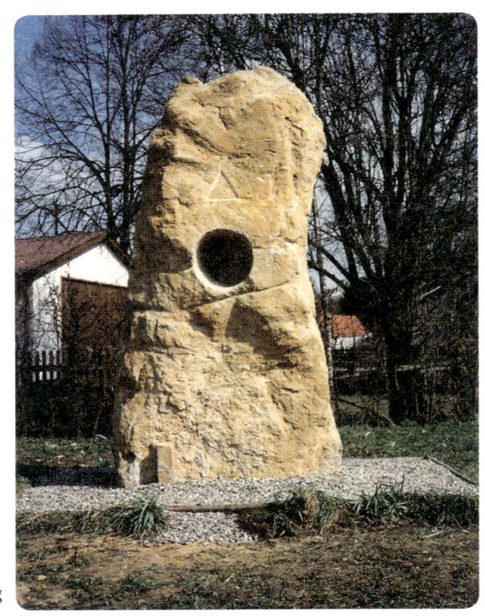

»Summstein« und »Pendelstein« im Erfahrungsfeld der Sinne, Nürnberg

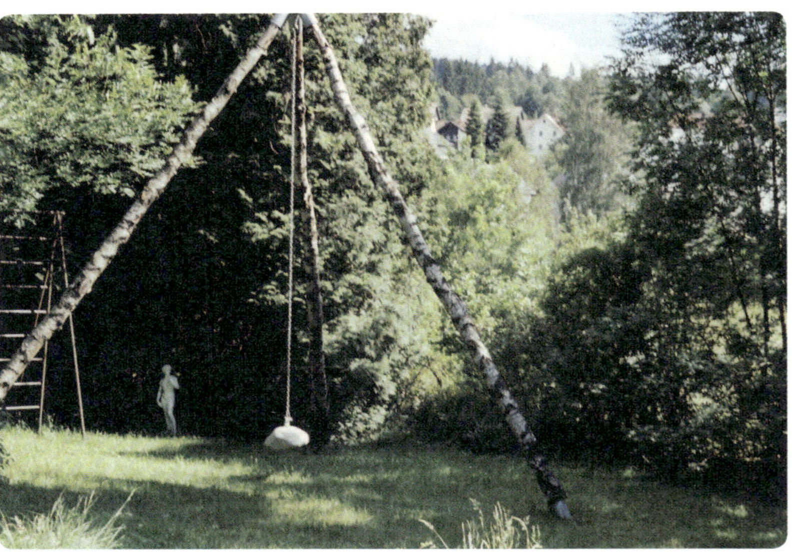

ein eigenes Erfahrungsfeld der Sinne zu bauen und es der Öffentlichkeit zugänglich zu machen. Meine Begeisterung war groß und so nahm das Schicksal seinen Lauf.

Im Schloss standen zwei große Klangschalen und da das Hören zu unserem Sinnesbereich gehört, setzte ich mich auch damit auseinander. Dies war mein erster Kontakt mit Klangschalen. Zunächst einmal hörte ich die wundervollen Klänge der beiden Schalen und erkannte, obwohl ich kein Musiker bin, dass sich mehrere Grundtöne und Obertöne wahrnehmen ließen. Ich war mehr als begeistert von diesen archaischen Instrumenten. So fing ich an, die Schalen auf den Körper zu stellen und anzuspielen. Die Erlebnisse waren sehr positiv.

Voller Neugierde und Freude forschte ich weiter. Die Menschen, denen ich die Schalen auf den Körper stellte, erzählten mir, dass sie sich alle sehr entspannt fühlten und wie ein angenehmes Kribbeln durch ihren gesamten Körper ging. Bei einer Frau platzierte ich in der Bauchlage eine etwa zwei Kilogramm schwere Schale auf den Fußsohlen. Ich spielte zehn Minuten und konnte dann hören, wie die Klangschale immer intensiver und länger nachschwang. Die Frau, die dies erlebte, war sehr tief entspannt und fühlte sich nach der Behandlung ausgeglichen und befreit. Sie erzählte, dass der Klang und die Schwingung der Töne von ihren Füßen über die Beine hochstieg, dann weiter sich im Becken ausbreitete, die Wirbelsäule hochstieg und die Schwingungen über die Haarspitzen austraten. Für uns beide ein tolles Erlebnis. Zu diesem Zeitpunkt begann sich mein Leben komplett zu verändern. Alles Alte brach weg. Selbst meine damalige Ehefrau trennt sich von mir. Nun durfte ich mich im Loslassen üben und ins Vertrauen gehen. Das von mir gebaute Erfahrungsfeld der Sinne war nun fertiggestellt und der Öffentlichkeit zugänglich gemacht. Die Klangschalen begrüßte und befürwortete ich nun immer mehr in meinem Leben. Ich fing an, mich ganz und gar auf sie einzulassen.

Jetzt geschahen auf vielen Ebenen Wunder. Es kamen plötzlich Menschen auf mich zu, dir mir unabhängig voneinander Klangschalen schenkten. Es waren insgesamt neun Schalen und alle klangen wirklich sehr schön. Es gab zwei große, vier kleinere und drei mittlere Schalen – genau die richtige Anzahl für das, was nun kommen sollte.

Denn meine Intuition und innere Bestimmung konnten sich nun frei entfalten.

Die vier kleineren Schalen habe ich dem Kopfbereich zugeordnet und die drei mittelgroßen dem Fußbereich. Die größte Schale platzierte ich auf die Knie, die zweitgrößte stellte ich auf den Solarplexus. Alle Schalen hatten ein großes Tonspektrum. Als ich begann, sie den Tönen zuzuordnen, konnte ich ganz erstaunt feststellen, dass sie alle, wenn ich sie in der richtigen Reihenfolge anspielte, einen Halbton voneinander entfernt klangen.

Es war einfach genial, welche Fügung und Führung ich erleben durfte.

Zuerst spielte ich die Knieschale an, ließ sie einige Zeit schwingen, dann die Bauchschale, welche einen Halbton höher klang. Schließlich spielte ich die linke Kopfschale an, dann die rechte, dann die nächste, welche über dem Kopf stand und danach die letzte kleine Schale, die auf dem

Herzen stand. Auch diese Schalen waren alle einen Halbton auseinander. Nun spielte ich die drei mittleren Fußschalen an, erst Fuß rechts, dann Fuß links und anschließend Fuß unten. Auch diese Schalen waren immer einen Halbton voneinander entfernt. Danach fing ich an, die ganze Spielpassage stetig zu wiederholen. Zwischendurch spielte ich immer nach Knie-Bauch sanft eine Zimbel an.

Kriterien für eine erfolgreiche Klangschalenbehandlung

- Jede Schale soll außergewöhnlich lange und intensiv schwingen.
- Jede Schale muss einen anderen Ton haben und möglichst viele Obertöne beinhalten.
- Der Klangteppich muss monoton sein.
- Die unterschiedlichen Halbtonzuordnungen müssen exakt stimmen, von tief nach hoch.

Dieses Wissen bezüglich Technik und Ablauf war zuerst unbewusst. Was wirklich dahinter steht, durfte ich im Außen erst zwei Jahre später erfahren.

Hier erkannte ich erst wirklich, wie wichtig es ist,
sich seinem inneren Wissen und der Intuition
hinzugeben und zu vertrauen.

Im Schlossbereich renovierte ich nun einen großen Raum, um dort Einzelsitzungen zu geben. Alle, die nun diese ungewöhnliche Klangsitzung bekamen, waren begeistert und sehr glücklich.

Ein neues Wunder geschah.

Als Kind war ich hellsichtig. Immer, wenn ich darüber redete, wurde mir jedoch deutlich klar gemacht, dass ich über solche Dinge nicht sprechen sollte. So fing ich an, diese für mich selbstverständlichen Wahrnehmungen immer mehr zu verdrängen. In meinem Klangraum befand sich hinter der Liege *zufällig* eine weiße Wand – welch ein Glück. Denn bereits nach wenigen Klangsitzungen kam die verdrängte Hellsichtigkeit zurück. Ich konnte nicht nur die Aura der Menschen sehen und ihre vielen Farbschichten, sondern auch die Chakren und das gesamte feinstoffliche Energiefeld, was uns umgibt. Ich sah noch vieles mehr, aber darüber spreche ich in einem anderen Kapitel. Die Leute empfahlen mich weiter und ich hatte sehr viele Klangsitzungen.

Es folgten neue große Herausforderungen. So kamen schwerkranke Menschen auf mich zu und baten mich um eine Behandlung. Ein Mann erzählte mir, dass er Leukämie habe und Muskelschwund. Seine Frau hatte ihn wegen eines anderen verlassen. Er bat mich, ihm zu helfen. Bei einem so schweren Krankheitsbild legte ich fest, ihm in der ersten Woche täglich eine Sitzung zu geben. Nach dem dritten Mal hatten sich seine Werte, die Leukozyten, weiter verschlechtert, was mich frustrierte. Die Klanganwendungen hatten ihm aber trotzdem sehr gut getan und seine Seele berührt. Eine innere Stimme sagte mir, *Walter gib nicht auf.* So gab ich ihm weitere Sitzungen und es zeigte sich, dass es ihm energetisch immer

wohler ging. Außerdem wurde auch der Muskelschwund viel besser. Er konnte wesentlich besser laufen, Nach etwa drei Wochen, bei erneuerter Überprüfung der Leukozyten in der Klinik, durfte ich das erste Wunder erleben: Die Leukozyten waren im grünen Bereich, der Muskelschwung hatte sich verabschiedet.
Eine Frau, die seit zehn Jahren unter einer Depression litt, kam nach nur einer Klangsitzung aus ihrer Niedergedrücktheit heraus. Sie war von diesem Erlebnis so begeistert, dass sie einmal in der Woche eine Anwendung buchte. Nach kurzer Zeit veränderte sich ihr Leben völlig. Sie war glücklich und voller Lebensfreude. Nach diesem Erlebnis wusste ich, ich habe meine Berufung und Erfüllung gefunden.

So führte mich ein langer Umweg in meinem Leben
dennoch zum Ziel.

Nach gut 3000 Einzelsitzungen mit vielen schier unglaublichen Wundern, begann ich die entdeckte Klangtherapie weiterzugeben und bildete viele Heiler aus. Ich habe mit den Einzelsitzungen so viele Erfahrungen gemacht und weiß nun durch viele Fügungen, was hinter der Technik und dem gesamten System steht. Dieses Wissen und meine Erfahrungen möchte ich in diesem Buch der Öffentlichkeit vorstellen.

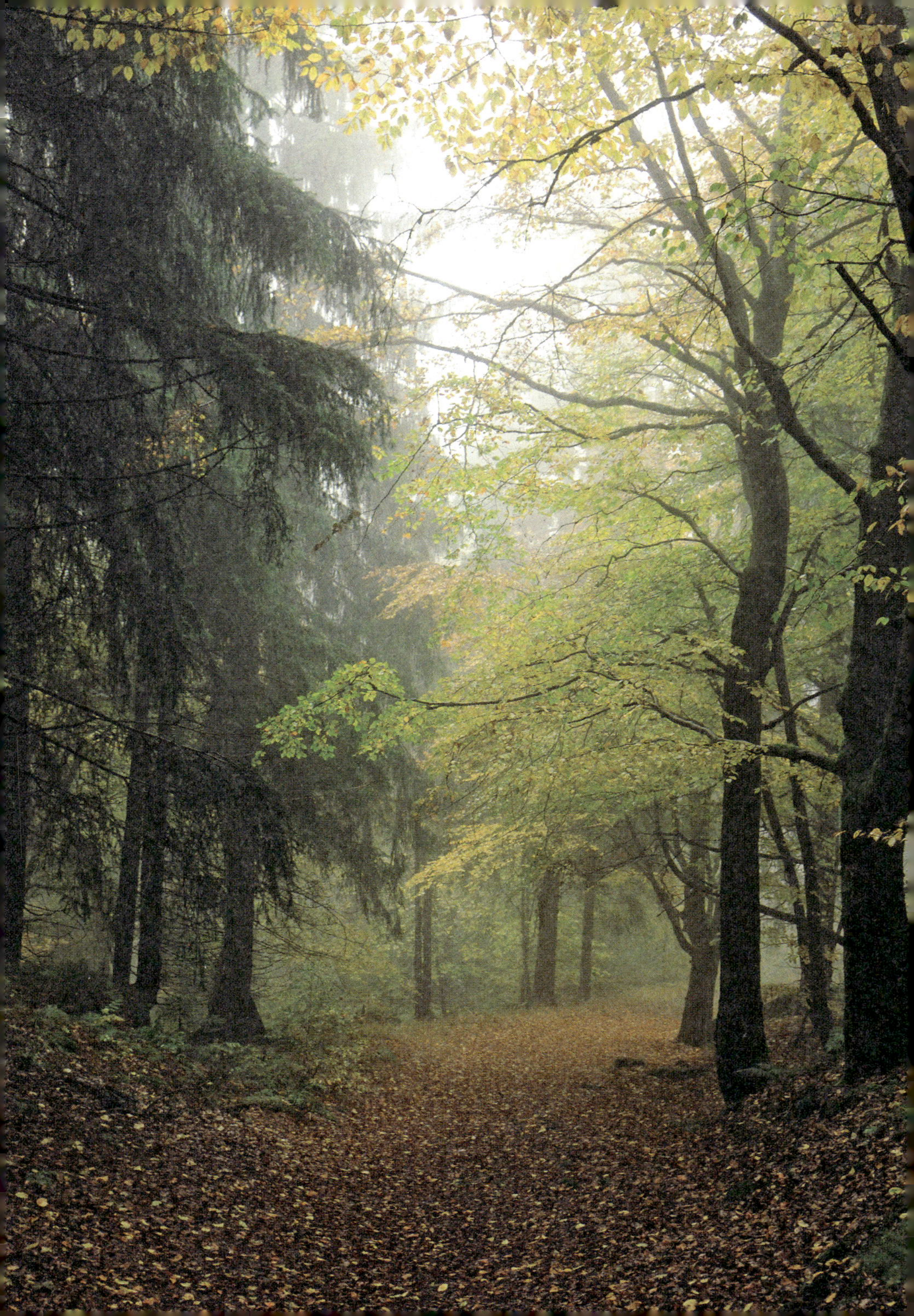

Mikrokosmos – Makrokosmos

Stellt euch einmal das Blatt eines Baumes vor. In diesem Blatt befinden sich tausende von Zellen. Jede dieser Zellen schwingt auf ihrer eigenen Frequenz. Das Blatt im Ganzen hat wiederum eine einheitliche Tonfrequenz. So könnte ich weitermachen mit tausenden von Blättern, einem Ast, den Ästen, dem Stamm und dem Baum als Gesamtheit. Er schwingt schließlich, durch unzählige Frequenzen in einer Einheit, auf seinem eigenen Ton. Genauso verhält es sich mit einem Stein, einem Berg und jedem anderen Geschöpf.

Sehen wir uns jetzt einmal den Menschen an. Jede Zelle im Körper, auch die tausenden im kleinen Zeh, schwingen auf einer eigenen Frequenz. Je größer die Aufgabe eines Organs, umso höher ist die Schwingung. Die höchste Schwingung in unserem Körper, unserem Universum, befindet sich im Herzen. Jeder Mensch hat seinen ureigensten Ton in diesem unendlichen Universum. Manche Töne ziehen sich an und wieder andere stoßen sich ab, etwas ganz normales im Universum der Dualität.

Betrachten wir jetzt einmal das für uns sichtbare Universum, sprich die ganzen Sterne und Planeten um uns herum. Selbst mit dem gigantischsten Teleskop auf dem höchsten Berg kann uns nur ein Bruchteil vermittelt werden, von dem, was alles existiert. Wir können das Gesamte nicht wahrnehmen, wir können es nur erahnen. Ein Floh auf einem Elefanten würde die Gesamtheit des Elefanten nicht erkennen können. Jeder dieser

Planeten – nicht nur die, die wir wahrnehmen – schwingt nachweislich, jeder für sich, auf seiner eigenen Frequenz. Der Schweizer Musikforscher Hans Cousto hat bereits vor 20 bis 25 Jahren die verschiedensten Planeten, die für uns wahrnehmbar sind, erforscht, ihre Frequenzen ermittelt und schriftlich festgehalten.

Entscheidend ist, dass jede Zelle, ob die eines Blattes, eines Menschen oder Planeten, ein Bewusstsein hat.

Die Zelle ist wie ein Planet, der Planet wie eine Zelle eines gigantischen Universums. Vielleicht möchten jetzt einige Leser das Buch zuklappen und denken, das klingt ja total abgehoben. Aber es stimmt. Wir haben es nur nicht in der Schule gelernt. Auch die Kirchen und politischen Institutionen wollen dieses Wissen verhindern. Mehr darüber in einem folgenden Kapitel.

Gehen wir wieder zurück zum Klang. Wir haben mit den neun Klangschalen eine Menge an verschiedenen Grund- und Obertönen. Wenn wir sie auf den Körper stellen und in die Aura integrieren, passiert folgendes:

Der Klang hat eine besondere Wirkung auf den Menschen. Denn jede Zelle besitzt eine Eigenschwingung. Der hochschwingende Klang regt die Zellschwingungen an und führt zur Frequenzerhöhung der Körperzellen. Dies führt in der Entspannung – Monotonie – zu einer gesteigerten Wahrnehmung, einem intensiven Gefühl und Ankommen bei sich selbst. Darin liegt Heilkraft, Inspiration und intuitives Erfassen übergeordneter Zusammenhänge. Der Verstand hat nun Pause, so kann das Höhere Selbst nun agieren.

Beim Summen bestimmter Töne kann man fühlen, wie sich die Wirkung des Klanges auf bestimmte Körperbereiche und Organe auswirkt und einen ganzen Zellverband in Schwingung versetzt.

Die Wirkung des Klanges

- Das Summen von ›U‹ wirkt im unteren Teil der Wirbelsäule
- Das Summen von ›O‹ wirkt im Bauchbereich
- Das Summen von ›A‹ wirkt im Herzbereich
- Das Summen von ›E‹ wirkt im Hals
- Das Summen von ›I‹ wirkt sich auf das dritte Auge aus
- Das Summen von ›Hm‹ wirkt im Scheitel

Die Mayas waren sich bereits der Wirkung von Klang bewusst. Sie meißelten in Felsen Löcher, so dass ein Hohlraum entstand, in den der ganze Kopf hinein passte. Dort summten sie mit dem tiefsten Ton. Nachdem sie diese Übung drei Mal wiederholten, begannen nahezu alle Körperzellen zu vibrieren und kamen somit in eine hohe Schwingung. Diese Übung half den Mayas, gesund und fit zu bleiben.

Herkunft und Herstellung der Klangschalen

Das Ursprungsland der Klangschalen, Zimbeln und Glocken ist Tibet. Ein außergewöhnliches Land mit außergewöhnlichen Menschen, deren Sinneswahrnehmung über die Grenzen der Normalität hinaus geht. Dort gab es Meister, die die Gabe hatten, die Fähigkeiten eines Kindes zu erkennen. So konnte der junge Mensch gemäß seinen Talenten gelehrt, gefördert werden und individuell geschult werden. So konnte jeder sein Bestes in das soziale gesellschaftliche Netz der Tibeter einbringen.

Das tibetische Volk war sehr wissend,
weise und stark mit der Natur verbunden.

Um ihre Kultur und ihr soziales Netz rein zu halten, war es ihnen nicht recht, dass sich Ausländer in dieses soziale Netz integrierten. Das hohe Wissen, das sie besaßen, wurde nicht nach außen gegeben, sondern wie ein Schatz gehütet. Dies änderte sich schlagartig, als in den fünfziger Jahren die Chinesen in Tibet einmarschierten.

Das Oberhaupt der Tibeter, der Dalai Lama, floh nach Nordindien. Mönche und Kinder waren auf der Flucht über den Himalaya nach Nepal und Nordindien. Dort bauten sie neue Klöster und Stupas, lehrten ihre Kinder und versuchten so, ihre eigene Kultur aufrecht zu erhalten Der Dalai Lama lehrt nun auf der ganzen Welt. Er hält viele Vorträge und schreibt viele Bücher über die Weisheit der alten Tibeter. Das Wissen über die Klangschalen wurde nun zu einer Nebensache. Denn das Wichtigste war nun für die Tibeter, die Grundstruktur ihrer Kultur aufrecht zu erhalten.

Vor langer Zeit wurden die Klangschalen in Tibet in den Klöstern zu religiösen Ritualen, zur Selbstfindung, Meditation, Bewusstseinserweiterung und Heilung auf allen Ebenen eingesetzt. Nun geschah in dieser Richtung nichts mehr. Die Klänge der Klangschalen waren nun nicht mehr so wichtig.

Dann kam wieder der berühmte Zufall ins Spiel.

Unabhängig voneinander reisten zwei Deutsche nach Nepal und Nordindien, um die tibetische Kultur und die Mönche, die in einem fremden Land einen Neuanfang wagten, kennen zu lernen. Fügung oder Schicksal? Sie machten eindrückliche Erfahrungen mit Klangschalen und waren sehr begeistert. So begaben sich beide auf die Suche nach alten Meistern, die die Kunst, Klangschalen herzustellen, noch kannten. Beide wurden fündig und so entstanden im Laufe der Zeit mehrere Firmen, die wieder Klangschalen in Handarbeit herstellten. Vor allem in Deutschland stießen die Klangschalen auf sehr positive Resonanz und die Nachfrage stieg.

Die Herstellung von Klangschalen ist eine anspruchsvolle und interessante Kunst und Schmiedearbeit. Das Material der Schalen ist Bronze. Das ist eine Legierung aus Kupfer (etwa 75 %) und Zinn (etwa 25 %). In früheren Zeiten wurden bei der Herstellung die Standorte der Klöster in Tibet und die entsprechende Konstellation der Planeten berücksichtigt. Jedem Planeten wurde ein bestimmtes Metall zugeordnet, zum Beispiel Gold der Sonne, Silber dem Mond, Quecksilber dem Merkur, Kupfer der Venus,

Eisen dem Mars, Zinn dem Jupiter und Blei dem Saturn. Jedem Planeten, der direkten Einfluss auf das entsprechende Kloster hatte, gab man symbolisch einen geringen Anteil dieser Metalle bei, zum Beispiel Eisen 0,14%, Gold 0,01%, Silber 0,03%, Zink 0,01% und Blei 0,04%. Diese Beigabe hatte lediglich eine symbolische Bedeutung, jedoch keinen Einfluss auf den Klang einer Schale oder deren Schwingungsintensität. Es ist letztlich unbedeutend, wie viele geringfügige Anteile von anderen Metallen sich in einer Schale befinden. Letztendlich wirkt sich das nur auf den Geldbeutel des Verkäufers aus, nicht aber auf den wirklichen Wert einer Schale.

Das gleiche gilt für die sogenannten Planetenschalen. Wie bereits erwähnt, hat Cousto bereits vor über 20 Jahren die Frequenzen der Planeten gemessen und schriftlich festgehalten. Die Frequenz der Klangschalen lässt sich mit einem Oszillographen, und mittlerweile auch mit speziellen Computerprogrammen messen. Ist die Frequenz einer Schale identisch mit einem unserer Planeten in diesem Universum, so werden diese als Planetenschalen gezeichnet und gehandelt. Dies wirkt sich jedoch in keinster Weise auf die Qualität und Schwingungsenergie der Schale aus. Jedoch kosten sie meist doppelt so viel. Erschwerend kommt hinzu dass sich unser gesamtes Planetensystem, einschließlich der Erde, stetig schwingungsmäßig verändert. Dies bedeutet, dass der Ton und die Frequenz einer Schale auf keinen Fall identisch sein können mit der Schwingung eines Planeten vor über 20 Jahren.

Die Herstellung einer Klangschale mittlerer Größe, etwa zwei Kilogramm, kann man sich etwa so vorstellen: Ein grober Guss aus Bronze, also Kupfer und Zinn, wird in einem speziell gefertigten Stein-Schamottofen erhitzt.

Der Meister ist für die Temperatur des Feuers zuständig und er regelt auch die entsprechende Luftzufuhr (Sauerstoff). Wenn die Bronze die richtige Schmiedetemperatur erreicht hat, hebt der Meister mit einer speziellen Zange den Rohguss aus dem Ofen heraus und legt das nun relativ weiche Material leicht schräg auf einen entsprechenden Klotz. Mit dem Meister sitzen noch vier bis fünf weitere Arbeiter im Kreis um das Material herum. So treiben die Schmiede das Material beziehungsweise den Rohguss mit dafür geschaffenen Hämmern. Dies ist eine sehr schwere Arbeit und höchste Konzentration ist hier unerlässlich.

Während die vier bis fünf Schmiede mit den Hämmern das Material treiben, dreht der Meister mit der Zange die werdende Klangschale. Nach etwa zwei Minuten des sogenannten Treibens, kommt die Schale wieder ins Feuer. Dieser Vorgang wiederholt sich etwa 150 Mal, bis sich schließlich die gewünschte Form der Schale einstellt. Zum Schluss entscheidet der Meister über die Feinarbeit der Klangschale. Er muss nun hören, ob der Klang gut genug ist. Je intensiver eine Schale schwingt, je mehr Grund- und Obertöne sich nun zeigen, desto qualitativer und hochwertiger ist sie. Der Meister trifft die Entscheidung, ob sie den Ansprüchen genügt oder ob nachgearbeitet werden muss – er muss also über ein gutes Gehör verfügen. Die Herstellung einer Schale theoretisch zu erklären ist so eine Sache, kann man sie in der Realität beobachten, ist sie sehr besonders.

Auf unserer Homepage *www.klanganwendungen.de* kann man sich ein kurzes Video über die Herstellung ansehen und vor allem erkennen, welche Energie dafür aufgewendet wird.

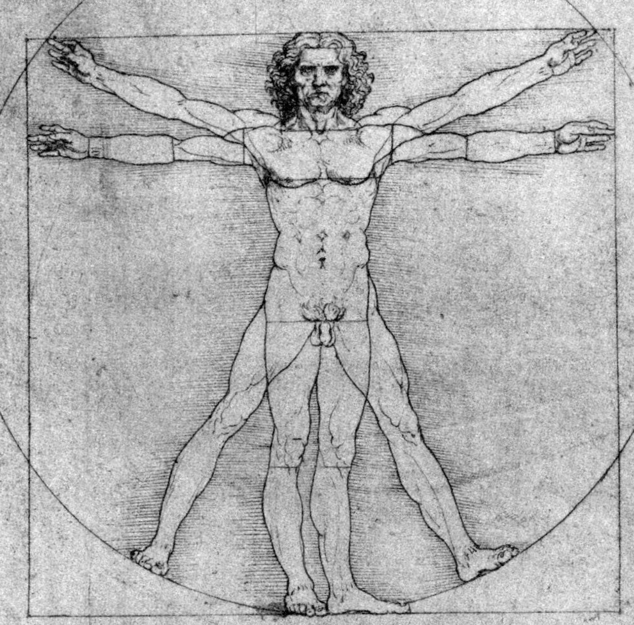

Das System und was sich wirklich dahinter verbirgt

Lange Zeit wusste mein Verstand eigentlich nicht, was sich wirklich hinter dem System, das ich spielte, verbirgt. Dann kam jedoch eine Flut an Fügungen und Erkenntnissen. Ich entdeckte das Bild des vitruvianischen Menschen von Leonardo da Vinci, das einen Mann mit ausgestreckten Armen und Beinen zeigt. Ich glaube, Leonardo muss hellsichtig gewesen sein, denn er erkannte das feinstoffliche Energiefeld, das uns umgibt. Er zeichnete in den aufrecht stehenden Mann einen Sterntetraeder ein und um ihn herum einen Kreis, eigentlich eine Kugel. Weiter zeichnete er neun Kreise in das gesamte Gebilde Mensch. Dies ist exakt die gleiche Anordnung meiner Schalen auf den menschlichen Körper.

Drei Kreise beziehungsweise Schalen auf dem Körper, die größte Schale auf den Knien, die zweitgrößte Schale auf dem Solarplexus und die dritte Schale am Herzen. Als ich dies bewusst wahrnahm und erkannte, war ich ganz aufgeregt und forschte weiter.

Nun setzte ich mich mit der Blume des Lebens auseinander, ebenso mit dem Lebensbaum und der Saat allen Lebens. Alles Leben beginnt mit der Empfängnis und schließlich mit einer Zellteilung. Im Augenblick der Empfängnis fallen wir dem Vergessen, wer wir wirklich sind, anheim. Es beginnt nun die Reise in der dritten Dimension, in der unsere Seele intensive und tiefgreifende Erfahrung sammelt.

Der eindringende Samen muss die gleiche Größe und gleiche Schwingungsfrequenz aufweisen wie die weibliche Eizelle, ein halber Ton Unterschied laut Wissenschaft.

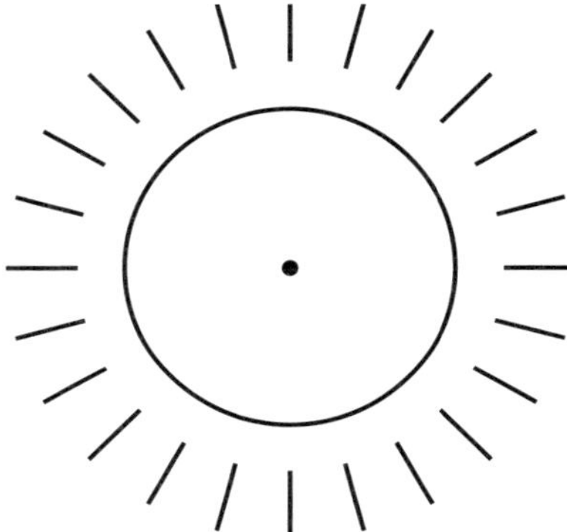

Die Zellteilung beginnt. Die Samenzelle wird zur Kugel, die weibliche Eizelle wird ebenfalls zur Kugel.

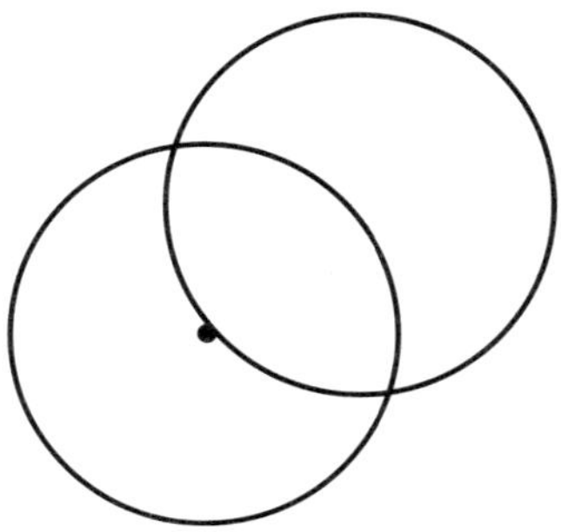

Im geborgenen Mutterleib entsteht die Saat des Lebens.

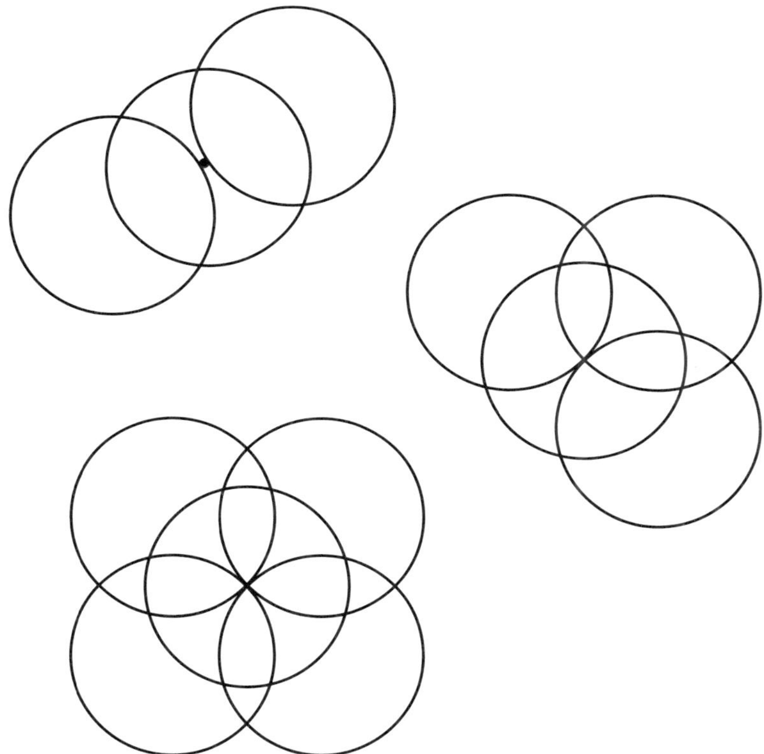

Würden wir die Kreise nun an den Schnittpunkten fortsetzen, entsteht die sogenannte Blume des Lebens. Neunzehn Kreise, oder besser gesagt Kugeln, machen die Blume des Lebens aus.

Wir haben uns unsere Eltern sehr genau ausgesucht, um genau die Erfahrungen zu machen, die uns im Ganzen noch fehlen. Da alles Leben au

Polarität Plus und Minus aufgebaut ist, werden wir gegenüber der vorhergegangenen Inkarnation nun die gegensätzlichen Erfahrungen machen. Wir übernehmen über die Ferne all die Ängste der Mutter oder des Vaters, sogar der Großeltern bis zu sieben Generationen zurück. All die Probleme, aber auch die guten Seiten, Fähigkeiten und Gaben, sind nun in uns gespeichert.
Dies will alles erfahren werden. Wir haben nun ein gigantisches Abenteuer, das bereits im Mutterleib beginnt, vor uns.

Wenn uns dies bewusst ist, müsste uns klar werden, dass wir niemanden für sein Handeln verurteilen sollten. Wir sind alle gleich. Niemand ist besser, aber auch nicht schlechter, als unser Bruder oder unsere Schwester. Es gibt kein gut oder böse, kein richtig oder falsch. Es gibt nur die *Erfahrung.*

Um uns herum im feinstofflichen Bereich befindet sich ein komplexes Energiefeld mit vielen geometrischen Gebilden. Dieses Energiefeld bezeichnet man als *Merkaba*.

- MER steht für das Licht
- KA für den individuellen Geist
- BA für den Körper und der verdichteten Materie

Betrachten wir unser Energiefeld nun etwas genauer: Um unseren grobstofflichen Körper befindet sich unsere Aura, beginnend mit einer etwa 0,5 cm starken Emotionalschicht. Sind wir emotional sehr berührt, dehnt sich

diese Schicht aus und kann bis zu mehreren Zentimetern stark werden. Diese Schicht ist leuchtend hell.
Als nächstes kommt eine goldene Schicht. Im Gold liegt Heilkraft, eine fördernde und schützende hohe Energie. Schließlich die Farbe Grün, meist eine lindgrüne Auraschicht. Diese zeigt Heilkraft und Wachstum an. Bei den meisten kommt dann eine blaue Schicht, die bis ins Türkis geht. Diese Farbe verstärkt den Heiler, der in einem ist. Sieht man nun weiter auf die nächste Schicht, so erkennt man Magenta, die Farbe des Geistigen, des spirituellen Seins. Dann kann man noch Violett erkennen. Dies war einmal die Farbe mit der höchsten Energie, nun ist sie aber eher rückläufig und wird durch Gelb beziehungsweise Gold ersetzt. Seit einem halben Jahr sind noch zwei weitere Farben hinzugekommen: Flieder und Weiß. Im Weiß sind letztlich alle Farben enthalten. Bei Flieder haben wir noch zu wenig Erfahrung, um eine konkrete Bedeutung zuzuordnen. Je nachdem, welche Farbe am stärksten ausgeprägt ist, lässt dies für mich Rückschlüsse auf die Gaben, Fähigkeiten und Persönlichkeiten schließen.

Zu unserem Energiefeld gehören auch die Chakren oder Energiefelder. Die sieben Hauptchakras sind: Wurzelchakra, Sakralchakra, Solarplexus, Herzchakra, Halschakra, Drittes Auge und Kronenchakra.

Wir besitzen auch viele Nebenchakren, zum Beispiel an den Füßen, an den Knien, selbst an den Händen, am Mund oder auch an der Nase. An der Ausprägung des jeweiligen Chakras kann man Rückschlüsse auf besondere Gaben und Fähigkeiten schließen. Hat jemand zum Beispiel ein sehr stark ausgeprägtes Nasenchakra, so kann man davon ausgehen, dass dieser Mensch einen sehr guten Geruchssinn hat, was ihm schließlich auch bei seiner Berufswahl gut helfen kann.

Das gespielte Klangmuster sorgt nun dafür, dass die Chakren sich schneller drehen und ein enormer Energiefluss entsteht. Ein starker Schub, den der Klient nach der Klangsitzung erfährt und somit seine Lebensqualität verbessert. In unserem feinstofflichen Energiefeld befindet sich auch noch ein Sterntetraeder, der von den Füßen bis zum Kopf reicht. Auch dieser wird durch den Klang in Bewegung versetzt. Je schneller er sich dreht, umso mehr geschieht in und nach der Sitzung. Eine Klangschalenbehandlung ist also eine ganzheitliche Methode, bei der auf allen Ebenen Bewusstseinserweiterung und Herzöffnung stattfinden kann.

Jetzt kommt ein sehr interessanter Teil: In unserem feinstofflichen Bereich befinden sich verschiedene in sich drehende geometrische Formen, die sich um unseren Körper bewegen.

Vor etwas fünfzehn Jahren sah ich, dass es sich dabei um handballgroße Kugeln handelt, die sich links herum drehen und nach rechts um den Körper herum wandern. Dreizehn Kugeln, die bei den Füßen auftauchen, über den Körper wandern, am Kopf wieder abtauchen, um über den Rücken wieder zu den Füßen zu wandern.

Um diese Zeit, etwa im Jahr 2000, stellte ich fest, dass eine globale Veränderung des Bewusstseins stattgefunden haben musste. Denn ab diesem Zeitpunkt entstanden aus den handballgroßen Bällen nach und nach andere geometrische Formen, bei jedem Menschen, je nach seinem Bewusstseinsstand, anders. Aus der damaligen Kugel entstand nun etwas Ovales, schließlich so etwas wie ein Quader, ähnlich einem Backstein. Dieser Zustand war für die Menschen ein sehr unangenehmes Erleben. Sie berichteten mir in dieser Zeit vermehrt von starken körperlichen und seelischen Leiden. Nach ein paar Klang-Sitzungen verformte sich dieser Quader und es entstand ein Würfel. Diese Phase war für alle Klienten eine durchaus entspannte Zeit, bei der sie wieder durchschnaufen konnten. Wer nun an sich bewusst weiter arbeitete, erlebte nun die nächste Veränderung. Der Würfel drehte sich nun auf die Spitze. Daran konnte ich im Jahr 2008 erkennen, dass das neue Bewusstsein angekommen ist. Wer jetzt geistig nicht stehen blieb und weiter an sich arbeitete, bewusster lebte und sich mehr und mehr der Liebe zuwandte, erlebte die nächste Veränderung. Aus dem auf der Spitze stehenden Würfel bildete sich eine Pyramide. Der Prozess dauerte mehrere Wochen oder Monate, bis dieser hohe Bewusstseinszustand erreicht oder gehalten werden konnte.

Der Klang unterstützt diesen Wandel in einem sehr hohen Maß. Viele, die sich bei ihrem Prozess der Bewusstseinsbildung durch den Klang begleiten lassen, tun sich meiner Erfahrung nach leichter, die erreichte Pyramide zu erhalten. Unser Alltag und andere Bremser, über die ich noch berichten werde, können leicht dazu führen, dass ich, ohne es erstmals groß zu bemerken, wieder einen Rückschritt erlebe. Halte ich nun den Bewusstseinszustand der Pyramide problemlos, kann es zur nächsten Veränderung kommen. Es entsteht nun langsam wachsend ein Oktaeder, eine doppelte Pyramide. Sie ist der höchste Bewusstseinszustand, den man in der vierten Dimension erreichen kann. Es ist eine große Disziplin notwendig, um diesen Bewusstseinszustand zu erreichen und zu halten. Was dazu notwendig ist, erfahren wir in einem anderen Kapitel.

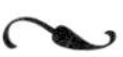

Tiefenentspannungszustände

Durch die Spieltechnik sowie die Halbtonschritte, der von mir aufgebauten monotonen Spielweise, ist es möglich, alle Tiefenentspannungsbereiche zu erleben. Zur Wiederholung: Die Spieltechnik, die Halbtonabstände der Klangschalen und die monotone Spielweise sind der Schlüssel zum Erfolg.

Die Stadien der Tiefenentspannung

- Beta-Bereich 14-30 Hz
- Alpha-Bereich 7-14 Hz
- Theta-Bereich 4,5-7 Hz
- Delta-Bereich 2,5-4,5 Hz

Schwingung in Hertz pro Sekunde. Messbar mit dem EEG oder einem Bio-Feedback-Gerät.

Betrachten wir zunächst einmal den Beta-Bereich, bei dem wir uns im alltäglichen Geschehen befinden. Leider ist unser Leben stark auf Leistung ausgelegt und in dieser schnell lebenden Zeitqualität entsteht bei den Menschen ein Leistungsdruck, der zum Dauerstress führen kann. Bin ich

mit meinem Beruf und meiner Berufung zufrieden und lebe ich eine gute Beziehung? So werde ich mich im Alltag zwischen 14-20 Hz befinden. Dies ist der gesunde Bereich. Achte ich liebevoll auf mich, so geht es mir gut und ich werde mich in diesem Bereich befinden.
Durch die großen Herausforderungen im Leben gelingt dies jedoch den allerwenigsten. Wenn ich zum Beispiel ungern in die Arbeit gehe, mir die Tätigkeit, die ich ausübe, keinen richtigen Spaß macht, befinde ich mich in keiner guten Position. Kommt dann noch Leistungsdruck oder Mobbing dazu, dann entsteht auf Dauer ein gefährlicher Stress.
Man bewegt sich dann etwa bei 25-30 Hz. Wer hier nicht handelt und eine berufliche Veränderung oder einen Arbeitsplatzwechsel anstrebt, wird unweigerlich krank werden. Es entstehen Volkskrankheiten wie Herz- und Kreislaufbeschwerden, Schlaganfall und vieles mehr. Sollte dann noch eine unglückliche Beziehung hinzukommen, dann würde es für die betreffende Person noch kritischer und lebensbedrohlicher werden. Hier sollte wirklich so schnell wie möglich reagiert und eine Auszeit genommen werden, bevor sich der Körper meldet.

Nun zum angestrebten Alpha-Bereich von 7-14 Hz: Sieht man kleinen Kindern beim Spielen zu wird man erkennen, dass sie absolut im Hier und Jetzt sind – vorausgesetzt, ihre Welt in der sie leben, ist noch in Ordnung. Sie bewegen sich dann so bei 10-14 Hz, eine sehr gesunde Sache. Bei Schulkindern in der heutigen Zeit wird es schon schwieriger, denn hier beginnt der scheinbare *Ernst des Lebens.* Sie sind bereits einem Leistungsdruck in der Schule und auch zu Hause durch die Eltern ausgesetzt. Wenn heutzutage ein möglichst angenehmes und finanziell abgesichertes Leben angestrebt wird, gehen meist beide Elternteile in die Arbeit. So entsteht nicht selten ein Aufmerksamkeitsdefizit bei den Kindern. Ab diesem

Zeitpunkt hält der Stress Einzug in das Leben der Heranwachsenden und dies bedeutet, den ungesunden Beta-Bereich zu erleben. Wenn Eltern bereits überfordert sind, viel Stress erleben und empfinden, wird es den Kindern nicht besser gehen. Somit erleiden auch immer jüngere Menschen einen Herzinfarkt oder sind gefährdet. Bei einer Umfrage hat man festgestellt, dass 75 Prozent der Menschen unter Depressionen leiden – also auch Kinder.

Wir leben in einer sehr ungesund aufgebauten Gesellschaft, dennoch kann jeder in seinem Leben destruktives Verhalten verändern. Jede Art von Krankheit entsteht durch Stress, auch durch psychischen. Wollen wir gesund bleiben und ein glückliches Leben führen, sollten wir unsere Auszeiten und Freizeit gut und bewusst planen und einhalten. Täglich sind Zeiten der Entspannung wichtig, also bitte Auszeiten liebevoll einplanen. Dadurch fährt unser Körper runter und der Parasympathikus des vegetativen Nervensystems kommt zum Zuge. Die Hertz-Frequenz sinkt Richtung Alpha-Bereich. Im niedrigen Alpha Zustand beginnen die Selbstheilungskräfte zu wirken. Körper, Seele und Geist werden Eins.

Wenn ich Lernaufgaben habe oder für eine Prüfung Wissen erarbeiten will, geschieht dies am wirkungsvollsten, wenn ich zwischen dem Alpha-Bereich 13-14 Hz und dem darüber liegenden Beta-Bereich, etwa bis 16 Hz, hin und her wandere. Nun kommt ein spannendes Stadium. Wenn ich mich um die sieben Hertz, also im niedrigsten Alpha Bereich befinde und etwas tiefer in die Entspannung in den höheren Theta-Bereich rutsche, so sind nicht nur die Selbstheilungskräfte äußerst wirksam, in diesem tiefen Entspannungszustand ist eine Minute gleichzusetzen mit einer Stunde Tiefschlaf.

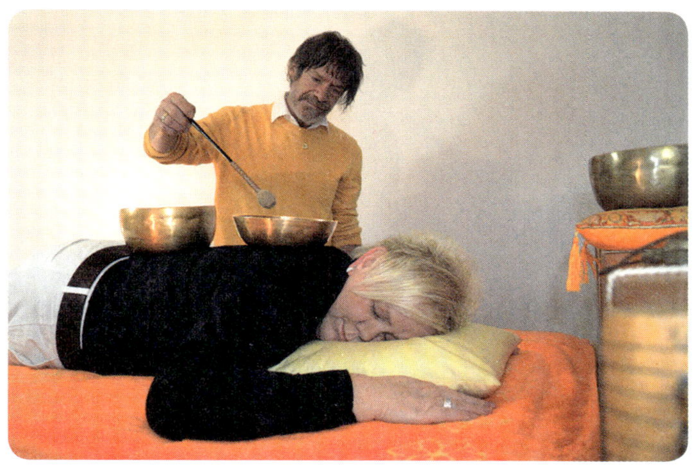

Bei der von mir entwickelten Klangtherapie erreicht der Mensch meist diesen Ruhebereich. Das wären etwa 30 Stunden tiefste Entspannung, in der Körper und Seele zur Ruhe kommen, neu auftanken und sich regenerieren. Dieses Befinden ist äußerst wirkungsvoll. In der sogenannten Einschlafphase erreichen wir dieses Ziel, sofern wir nicht völlig erschöpft sind und gleich einschlafen. Das gleiche gilt für die Aufwachphase, wenn wir uns hier bloß Zeit lassen würden. Springe ich gleich auf, wenn der Wecker klingelt und fahre sofort Volldampf am Morgen, entgeht mir dieser glücklich und äußerst heilsame Seinszustand.

Der Theta-Bereich ist der interessanteste Wirkungsbereich. Jeder, der sich viele Jahre in der Meditation geübt hat, versucht genau in diesen Bereich zu kommen. Hier werden die Gedanken weniger und die Wahrnehmung verändert sich. Es ist möglich, bereits im oberen Theta Bereich, um die sechs Hertz, Farben zu sehen, Gesichter, Gestalten oder andere Bilder wahrzunehmen. Schaffe ich es, mich noch weiter runter zu fahren, ist es möglich, in frühere Inkarnationen zu rutschen, die man sich völlig emotionslos ansehen kann. Sollte ich ein früheres Leben wahrnehmen, so kann man davon ausgehen, dass ein Zusammenhang zum jetzigen Dasein besteht. Also habe ich die Möglichkeit, das vergangene und jetzige Erleben zu erkennen und aufzulösen.

In allen Kulturen wurde mit verschiedenen Methoden, unter anderem auch mit Drogen experimentiert, um diesen Zustand zu erreichen. Man erkannte, dass hier ganz außergewöhnliche Erfahrungen möglich sind. Drogen in der Therapie wurden jedoch weltweit verboten und unter hohe Strafen gestellt, trotz der Erfolge. Als Ersatz wandte man spezielle Atemtechniken an, wie zum Beispiel das Holotrope Atmen. Die Tibeter nutzten den Klang, um in diese tranceähnliche Seinsebene zu kommen. Der Amerikaner Robert Monroe entwickelte ein Klangbett. Hier lagen die Klienten bequem auf einem Wasserbett, über Kopfhörer wurde spezielle Musik eingespielt. Per Biofeedbackgerät konnte Monroe ablesen, in welchem Tiefenentspannungszustand sich der Klient befindet. Wenn er auf der Skala sah, dass sich der Klient im Theta-Bereich bewegt, spielte er über die Kopfhörer einen zusätzlichen Ton ein, der beim linken Ohr einen halben Ton höher war, als beim rechten. In diesem Moment verlässt der Klient seinen Körper. Es liegt nun an jedem selbst zu entscheiden, wie weit man sich auf diesen Prozess einlässt und wie weit die Reise gehen soll.

Die Ärztin und Wissenschaftlerin Elisabeth Kübler Ross hörte von diesem Experiment und wollte wissen, ob dies wirklich funktionieren kann. Eine skeptische Wissenschaftlerin reiste mit einem kleinen Gremium nach Virginia zum Monroe-Institut. Es gelang ihr bereits bei der ersten Sitzung, ihren Körper zu verlassen. Nun überprüft sie alle Details an der Decke

und im Raum. Sie sah sich von der Zimmerdecke aus unten auf dem Klangbett liegen. Als sie die relativ kurze Reise wieder beendet hatte, stellt sie fest, dass es tatsächlich möglich ist, eine außerkörperliche Erfahrung zu machen. Ihre Skepsis am Anfang hatte sie jedoch daran gehindert, eine richtig schöne lange Reise zu machen.
Zu dem damaligen Zeitpunkt ging es ihr körperlich überhaupt nicht gut und sie hatte starke Schmerzen. So erkannte sie, dass sie eine große außergewöhnliche Möglichkeit verpasste. Darauf bat sie Monroe inständig, ihr noch eine weitere Sitzung zu geben, was er schließlich gewährte. Dieses Mal ging sie mit folgender Intension in die Sitzung: *Ich werde mich schneller fortbewegen wie das Licht, und weitergehen, als es je einem Menschen vor mir möglich war.*
Es ist ihr gelungen, durch den ganzen Kosmos zu reisen und dabei stellte sie fest, dass sie mit ihren Gedanken ihre Körperlage verändern konnte. Als ihre Reise beendet war, bemerkte sie, dass all ihre Schmerzen weg waren, selbst ein Bandscheibenvorfall war heil. Sie fühlte sich kraftvoll, wie noch nie zuvor. Ihre Kollegen staunten nicht schlecht. Von ihr ging ein helles Leuchten aus und sie sah nach diesem Erlebnis zwanzig Jahre jünger aus. Von dieser tollen Begebenheit berichtet sie in ihrem Buch *Sehnsucht nach Hause.* Das helle Licht bezeichnen die Tibeter als *Shanti Nilaya*, was so viel wie *Haus des Friedens* bedeutet.

Je weiter jemand reist, und sollte es ihm gelingen,
in das helle Licht einzutauchen, umso mehr an Heilung
und Bewusstseinserweiterung erfährt er.

Der letzte Tiefenentspannungszustand ist der sogenannte Delta-Bereich. Hier ist alles möglich. In diesem Seinszustand braucht man keine Nah-

rung mehr, man wird über Prana-Energie komplett versorgt. Yogi-Meister schaffen es ohne jegliche Hilfsmittel, sich so runter zu fahren, dass sie in den niederen Delta-Bereich kommen. Diese Erfahrung ist schier unbeschreiblich. Ich durfte es öfter selbst erleben.
Das Wort *absolute Glückseligkeit* reicht nicht aus, um dieses Seinserlebnis zu umschreiben. Ich bin! Es gibt hier keine Forderung mehr an das Leben. Man ist einfach und ruht zutiefst in sich. Mit der von mir entwickelten Klangtherapie ist es möglich, all diese Tiefenentspannungsphasen zu erreichen.
Bei der Behandlung liegt der Klient angezogen, auf der Klangliege. Er wird mit einer Decke zugedeckt, damit er in der Tiefenentspannung, bei der sich der Körper runterfährt, nicht auskühlt. Niemand muss irgendeine meditative Erfahrung haben oder spirituell sein. Jeder wird durch die Spielweise der Technik, der Monotonie und den Halbtonunterschieden in die Tiefenentspannung gebracht. Dabei wird der Klient vom Behandler nicht berührt. Bei den verschiedenen Atemtechniken muss der Klient aktiv etwas tun, nämlich tief und fest atmen, um so einen Tiefenentspannungszustand zu erreichen. Bei der Klangtherapie erledigt sich alles wie von selbst. Für den Klienten ist es keine Arbeit, nur Wohlsein. Der Klang trägt und führt einen automatisch in eine tiefe Entspannung.

Bevor ich nun über die leidlichen Krankheiten und Symptome spreche, möchte ich erst über die sogenannten sechs Bremser schreiben. So können die Zusammenhänge besser verstanden werden.

Die sechs Bremser

Die ersten Schritte zur Befreiung unseres Selbst:

- Beherrscht die Bremser (Schuld, Alltag, Alter, Selbstmitleid, Klarheit und Angst)
- Löst Begrenzungen und Programme auf
- Seid nicht eifersüchtig
- Legt Hass, Wut, Ärger, Neid, Missgunst, Gewalt, die Suche nach Anerkennung, das Ego und Eitelkeit ab
- Achtet auf euren Selbstwert
- Ihr dürft nicht mehr werten
- Ihr dürft nicht mehr verurteilen
- Habt keine Schuldgefühle mehr
- Erwartet von Niemandem etwas
- Nehmt jede Herausforderung an
- Ihr dürft nicht mehr in Resonanz kommen
- Bleibt der, der ihr seid, keine Maske, kein Schauspiel

Wenn ihr dies bewusst erreicht, steigt eure Energie und Wahrnehmung. Ihr seid immer zum richtigen Zeitpunkt am richtigen Ort. Eure Wahrnehmung steigt. Ihr seid viel sensibler, die Intuition ist leicht spürbar.

- Seid rücksichtslos, ohne jemanden zu verletzen und hochmütig zu sein
- Seid listig, ohne hinterlistig zu sein
- Seid geduldig, ohne jedoch euer Ziel aus den Augen zu verlieren
- Seid sanft, aber bestimmt

Der erste Bremser in unserem Dasein ist der fatalste, weil wir ihn alle erlebt haben.

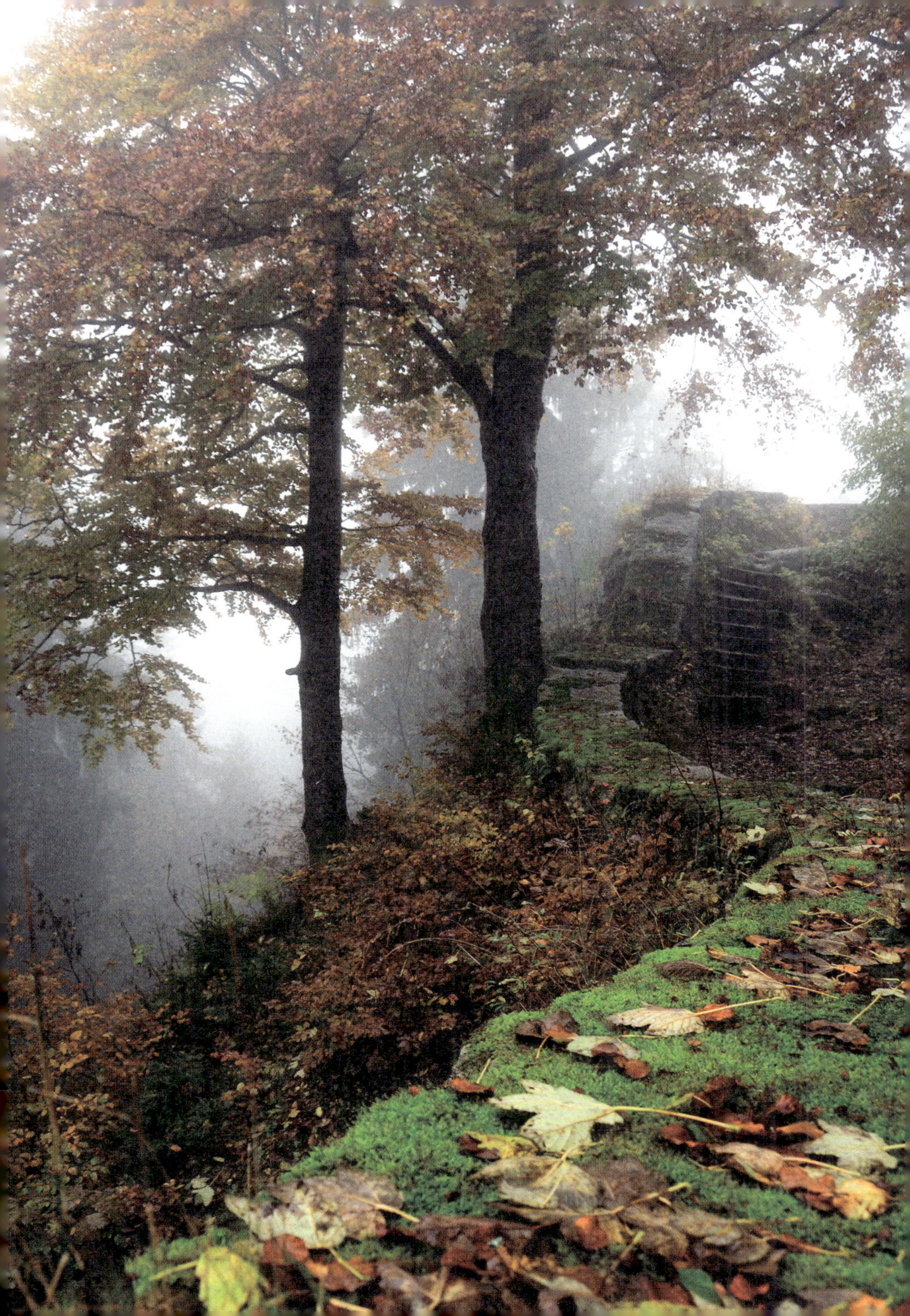

Bremser 1: Die Schuld

Damit das Ganze besser verstanden wird, gehen wir zurück in die 60iger Jahre, in denen weltweit gigantische Forschungsarbeiten betrieben wurden. Psychiater und Psychotherapeuten erkannten bei ihren Therapien immer mehr, dass letztlich Schuld und Schuldgefühle die Ursachen vielen Übels sind und die Therapie sehr erschwerten. Also machten sie sich auf die Suche, woher die tiefsitzende Schuld kommt.

Es gab viele Treffen der Therapeuten. Doch das Reden half nicht und brachte kein Ergebnis. Aber, wenn man *etwas wissen will,* kommt irgendwann immer eine Antwort. Der sogenannte Zufall, den es eigentlich nicht gibt, kam ihnen jetzt zu Hilfe. Denn zeitgleich erforschte der Chemiker Albert Hofmann im Sandoz-Institut in der Schweiz das Mutterkorn. Das Mutterkorn wird durch einen niederen Pilz erzeugt, der vor allem auf Roggen und auch auf anderen Getreidearten wuchert. Albert Hofmann entdeckte dabei LSD 25. Fünfundzwanzig deshalb, weil es der 25. Versuch in seinem chemischen Labor war. Versehentlich bekam er LSD in seinen Mund und konnte erkennen, dass sich dadurch seine Wahrnehmungen völlig veränderten, ebenso sein Bewusstsein. Er erhielt, wie er sich selbst ausdrückte, Kontakt zu seinem Geist.
Seine Erfahrungen wurden natürlich genau erforscht. Es folgten nun bewusste Selbstversuche von Therapeuten und Psychiatern mit LSD 25. Dabei gingen sie mit einer bestimmten Absicht in die Sitzung und erlebten dabei immer eine Erkenntnis und Lösung eines Problems. Die absolute Erkenntnis auf die Frage, woher nun *die Schuld* kommt, durchlebten viele Therapeuten. Sie erlebten noch einmal durch die bewusstseinserweiternde Droge LSD 25 ihre eigene Geburt. Diesen Versuch unternahmen

tausende von Therapeuten weltweit. Sie ließen sich natürlich von Kollegen bei ihrer Sitzung begleiten.

Alle, ausnahmslos alle, erkannten nun, dass durch die Trennung aus der Geborgenheit im Mutterleib, das Gefühl von Schuld entstand. Es war eine gigantische Erkenntnis, denn durch das nochmalige Erleben dieser Trennung, der Geburt, konnten alle Therapeuten ihre *unbewusste Schuld* auflösen. Als sie dies erkannten, nutzen sie dies natürlich auch bei ihren Patienten, mit Megaerfolg. Weltweit war diese Therapieform erfolgreich und sehr vielen Menschen konnte geholfen werden. Man lernte die Schuld, die es eigentlich nicht gibt, besser zu verstehen. Nun werden sich einige Leser vielleicht fragen, was passiert bei einem Kaiserschnitt? Hier wird das Baby ja nicht durch den Geburtskanal gezwängt? Menschen, die durch einen Kaiserschnitt geboren wurden, schildern ausnahmslos alle, dass sie, obwohl sie aus dem Mutterbauch heraus gehoben wurden, fühlten, als würden sie fallen, endlos fallen. Erschwerend kam noch hinzu, dass sie ins Feuer fielen – unendlich grausam. Jede Geburt wurde als total vernichtend empfunden. Ob normal durch den Geburtskanal oder per Kaiserschnitt, es war wie sterben.
Alle, die ihre Geburt noch einmal erlebten, bestätigten diese Gefühle und Ängste. Alle, und ich betone es noch einmal, ausnahmslos alle, fühlten sich während des Vorganges der Geburt schuldig.
Wird dir, lieber Leser, nun klar, was die Kirchen tun? Sie sprechen immer davon, dass wir schuldig sind und wir fühlen uns unwert – in Gedanken und in Worten.

Im Staat gibt es Gesetze und wenn etwas passiert, muss immer ein Schuldiger gefunden werden. Schuld nimmt uns unsere Lebenskraft, lässt uns klein erscheinen, obwohl wir großartig sind. Erkennt nun und lasst euch von Schuld nicht mehr bremsen. Sie gibt es nicht, jeder tut das, was er kann, jeder gibt sein Bestes. Wer mehr über das Thema Schuld erfahren möchte, dem empfehle ich das Buch von Stanislav Grov. Er ist einer der erfahrensten Psychiater auf diesem Gebiet. Er hat selbst Erfahrung mit LSD 25 und anderen bewusstseinserweiternden Drogen gemacht und dadurch sein Schuldthema beendet. LSD 25 wurde in den 70ger Jahren verboten. Dieses Mittel war für die Pharmazie ein Dorn im Auge, zu erfolgreich, und es gab keine Nebenwirkungen. Als LSD 25 verboten wurde und Therapeuten, die es anwendeten, strafrechtlich verfolgt wurden, forschte man weiter. Dabei entdeckte man Möglichkeiten mit Atemtechniken, wie Holotropes Atmen oder Rebirthing. Hier erreichte man ähnliche Ergebnisse, um erfolgreich therapieren zu können. Die Russen hatten eine noch genialere Idee, nämlich eine Therapie mit Delfinen. Dazu komme ich in einem weiteren Kapitel.

Bremser 2: Das Alter

Das Alter ist nichts anderes als ein Programm, das wir in unserem Gehirn installiert haben. Unser Gehirn ist eigentlich nichts anderes, als ein Computer. Wir wurden so erzogen, dass wir, wenn wir älter werden, schwächlich, krank und eingeschränkt sind in unserem Handeln. Dies ist jedoch falsch. Fakt ist, wir sind eben programmiert auf Alter. Unsere Thymusdrüse schaltet sich daher ab dem 21.–22. Lebensjahr ab, also fangen wir an zu altern. Lest mal in der Bibel nach, da wurden Menschen 900 Jahre und älter. Warum? Sie hatten das *Programm des Alt- und Gebrechlich-Werdens* nicht installiert. Dieses Programm ist grausam, weil es uns Lebenskraft und Lebensfreude nimmt. Aber wir nehmen eben alles hin, was uns gesagt wird. Ich sage euch, drückt die Löschtaste, denn Alter gibt es nicht.

Es gibt viele Naturvölker, die fernab der Zivilisation leben und dieses Programm Alter nicht kennen. Sie werden über hundert Jahre und mehr und sehen trotzdem jung und vital aus. Beim Computer gibt es eine Löschtaste, mit der man alles löschen kann. Wie aber löschen wir das Programm Alter in unserem Gehirn? Was tun? Es ist nicht ganz einfach, aber es kann uns dennoch gelingen. Wodurch? Die Antwort lautet: *Bewusstseinserweiterung.*

Programmiert euer Gehirn um. Sagt euch: *Ich bleibe jung und vital!* Ihr werdet euch wundern, was dann geschieht.

Ein lebendiges Beispiel ist Louise Hay. Sie ist über 80 Jahre alt und gibt heute noch erfrischende, informative Seminare zu Selbstfindung und Bewusstseinserweiterung. Ihre letzte Aussage bei einem Seminar war, sie freue sich auf ihr nächstes Jahrzehnt, dies wird ihr bestes.

So wird es geschehen! Erst werdet ihr jünger, dann haltet ihr dieses Maß an Jugendlichkeit. Versucht es nicht, tut es. Altern kostet Energie, weil es lebensunfreundlich ist. Jung und vital bleiben ist gesund und bedeutet Lebensfreude.

Bremser 3: Der Alltag

Haben wir unseren Alltag im Griff, oder hält uns der Alltag im Griff? In dieser schnelllebigen Zeit geht ohne Terminkalender gar nichts mehr. Unsere Tätigkeit im beruflichen Alltag kostet uns Energie (Lebenskraft) und bringt uns Energie (Geld), solange die Waage ausgeglichen ist. Die meiste Zeit verbringen wir mit unserer beruflichen Tätigkeit.

Ich kann nur hoffen, dass es euch dabei gut geht. Die meisten von euch leben auch in einer Beziehung. Oft sind auch Kinder da, die viel Aufmerksamkeit brauchen. Auch das verschlingt Energie, selbst wenn sie uns Freude machen. Also, wo ist die Zeit nur für euch? Lebt ihr, oder werdet ihr gelebt? Schreibt euch in euren Terminkalender jeden Tag oder Abend mindesten 30 Minuten für euch ein. Einmal in der Woche benötigt ihr jedoch eine längere Auszeit, da reicht keine halbe Stunde mehr. Tut in dieser Zeit das, was euch *wirklich* Freude macht. Wo euer Herz aufgeht und ihr euch wohl fühlt. Sucht doch mal die Stille, damit ihr euch spürt. Wenn ihr ständig nur agiert, auch wenn es Dinge sind, die euch einigermaßen Spaß machen, so werdet ihr nie zur Ruhe kommen und euch selbst finden. Letztlich schwächt es euch, ihr zieht plötzlich Situationen an, die noch mehr Energie und Kraft kosten. Schließlich will dieser oder jener etwas von euch. Meist könnt ihr noch nicht so gut nein sagen und werdet immer schwächer. Nehmt euch Zeit in der Stille, damit ihr fühlt, wie es euch geht. Was braucht ihr wirklich? Und was belastet euch? Hinschauen und fühlen kannst du nur in der Stille.
Am hilfreichsten ist dabei die Natur. Überfordert ihr euch und traut euch nicht nein zu sagen, greift der nächste Bremser und der kostet euch richtig Energie.

Bremser 4: Das Selbstmitleid

Seid ihr erst einmal durch einen hektischen Alltag geschwächt, zieht ihr automatisch meist noch mehr ungewollte Stresssituationen an. Ihr seid euer eigenes Glückes Schmied.

Manchmal ist es schwierig, bewusst etwas zu visualisieren, weil der Zweifel dabei ist, oder der Selbstwert gerade mal im Keller ist.
Wir erschaffen vieles unbewusst, meist ziehe ich oft Dinge oder Situationen in mein Leben, die ich eigentlich gar nicht will. Ängste vor diesem oder jenen und schon tritt es in euer Leben. Meist tauchen dann oft folgende Gedanken auf: *Warum immer ich, warum gerade jetzt, wo es mir sowieso nicht gut geht? Warum trifft es mich schon wieder? Ich habe doch schon genug Stress im Nacken! Das hat mir gerade noch gefehlt!*

Dies sind typische Glaubensstrukturen, die uns daran hindern, bewusst zu leben und uns oft eine verzerrte Wahrnehmung aufzeigen. Was immer in euer Leben getreten ist, es *scheint* euch zu zwingen, eure Aufmerksamkeit darauf zu richten. Ihr gebt der Situation nun zu viel Raum (Energie), bis ihr schließlich merkt, dass ihr immer schwächer werdet und schließlich alleine oft nicht mehr aus dem Loch so schnell heraus kommt. Vergesst nicht, wir leben hier auf Erden in der Dualität.
Plus (konstruktiv) und Minus (destruktiv) sollten sich die Waage halten. Richtet ihr zu viel von eurer Energie auf das scheinbare Minus, wird eure Batterie schnell leer. Umgekehrt wäre es genauso, was also tun? Gebt dem Negativen, das in euer Leben getreten ist, keine Aufmerksamkeit mehr. Schaut viel mehr nach einer Lösungsmöglichkeit, es gibt immer eine Klärung. Schaut lieber nach, wo ist das Plus dieser entstandenen Situation?

Es bringt gar nichts, seine Energie zu vergeuden und nun ins Selbstmitleid zu gehen. Akzeptiert die Begebenheit, welche sowieso nicht mehr zu verändern ist und baut auch in der Stille wieder auf. Nochmals zur Erinnerung: In der Natur schöpft ihr sehr schnell wieder neue Kraft. Die Schöpfung ist wunderschön und voller Liebe geschaffen. Wenn ihr dies bewusst erkennt, ladet ihr euch auf natürliche Weise wieder mit Energie auf. Achtet mehr auf eure Gedanken und Gefühle, damit sie so positiv wie möglich ausgerichtet sind. Ihr werdet erfahren, alles wendet sich wieder zum Guten und im Nachhinein werdet ihr auch das Plus aus der scheinbar negativen Situation erkennen. Alles Übungssache, aber dafür braucht man eben Zeit für sich.

Wenn ihr in der Gegenwart eurem Selbstmitleid zu viel Aufmerksamkeit gebt, erschafft ihr eine Zukunft, die wieder genauso viele unangenehme Situationen hervorruft. Gebt dem Selbstmitleid keinen Raum.

Bremser 5: Die Klarheit

Die sogenannte Klarheit, ein Wort, das an sich positiv besetzt ist. Manches muss man eben genauer betrachten. Auch die Schamanen in Mexiko wissen um diesen Bremser und haben darüber viele Diskussionen geführt. Der Bremser Klarheit beschreibt den Zustand eines Menschen, der meint, alles zu wissen und somit aufhört zu lernen und zu wachsen. Oft geschieht das bei Menschen, die plötzlich erfolgreich sind und dadurch unmerklich ins Ego abrutschen. Sie bleiben, ohne es zu merken, in ihrem geistigen Wachstum stehen, fühlen sich jedoch als die Größten.

Information ist Energie – Wissen ist Energie

Wenn ich im täglichen Sein nicht mehr aufmerksam bin, verschließe ich mich der Energie des Wachstums und Bewusstseins. Somit bremst sich jener, der der Klarheit unterliegt, selbst aus.

Bremser 6: Die Angst

Ängste, ohne Ende! Wenn wir sie nicht meistern, entwickeln wir uns nur sehr langsam oder scheitern auf unserem Weg. *Wir sind Schöpfer.* In jeder Sekunde erschaffen wir im Hier und Jetzt bewusst oder unbewusst Realität, das heißt, unsere Zukunft.

Wenn wir vor etwas Angst haben und uns fürchten, so dass wir gedanklich und mit unserem Gefühl bei der Angst sind, ziehen wir sie automatisch an. Wenn der Gedanke und das Gefühl eins sind, wirkt unsere Schöpferkraft in einem hohen Potential. Je geringer euer Selbstwert ist, desto stärker kann die Angst greifen. Entsteht die *Frustration* nicht aus dem Unvermögen heraus, Dinge oder Situationen zu verändern? Woher kommt also dieses Unvermögen? Es entsteht aus der Angst heraus. Ist zum Beispiel die Gier nicht Ausdruck deiner Angst, völlig mittellos dazustehen? Hass, Neid und Missgunst entspringen ebenfalls der Angst. Wir leben in einer leistungsorientierten Gesellschaft, welche uns enorm Druck macht. Unsere manipulierenden Medien geben uns den Rest. Sie geben uns vor, wie wir leben sollen, was gut ist oder schlecht, was schön oder hässlich ist. Sie zwängen uns in eine Norm, wo Individualität nur schwer zu leben ist. Daraus entstehen Ängste ohne Ende: Existenzängste, Ängste, verlassen zu werden und alleine zu sein, Ängste, nicht attraktiv zu sein (die Kosmetikbranche boomt), Ängste vor Prüfungen oder Ängste, eine sogenannte Krankheit nicht zu überstehen, Ängste zu versagen, etwas nicht zu schaffen. Die Liste könnte man noch viel, viel weiter ausdehnen.

Die Grundangst jedoch, ist die Angst vor dem Tod. Diesen Tod jedoch gibt es nicht. Es gibt keine Hölle, es gibt kein Fegefeuer, es gibt in Wahrheit nur die reine Liebe. Unser Sein ist entstanden aus dem Urschöpfer, dem Einen, egal, wie man ihn benennt. Er hat uns aus tiefster Liebe erschaffen, um sich und jedes Geschöpf, ob Pflanze, Tier oder Mensch selbst zu erfahren.

In jedem Geschöpf ist die Liebe
des Einen im Herzen verankert.

Sucht deshalb nicht im Außen, sondern in eurem Inneren, wo mehr als Fülle vorhanden ist. Hat Jesus nicht gesagt: Euch soll es an nichts mangeln? Lebt aus eurem Herzen heraus und die Liebe zieht alles an, was auch immer ihr möchtet. Schaltet den Fernseher aus, keine Nachrichten mehr. Wenn, dann schaut euch nur lustige Filme an, die euch zum Lachen bringen oder euer Bewusstsein erweitern. Kein Radio mehr, dort gibt es alle 30 Minuten Nachrichten. Keine Zeitung, keine Illustrierte. Geht viel öfter in die Natur. Beobachtet sie und erkennt die Fülle darin. Nehmt euch Zeit für euch selbst und hört in euer sanftes Herz. Hört die Stille, sie wird euch leiten. Lebt ihr dies eine Zeit lang, werdet ihr merken, wie die euch gegebenen Ängste immer mehr weichen. Angst ist das Gegenteil von Liebe.

Lernt zu vertrauen.

Zusammenfassung der Bremser

- DIE SCHULD. Es gibt sie nicht wirklich, sie ist eine durch die Geburt entstandene Illusion.

- DAS ALTER. Bitte löscht dieses Programm, ersetzt eure Gedanken durch: *Ich bleibe jung, kraftvoll und vital. So wird es geschehen.*

- DER ALLTAG. Lernt den Alltag zu beherrschen und zu meistern, so dass ihr genügend Zeit für euch und die Stille habt.

- DAS SELBSTMITLEID. Ärgert euch nicht mehr, es ist Energieverschwendung. Nehmt jede Herausforderung an. Erkennt das Positive und wachst daran. Bleibt in eurer Mitte.

- DIE KLARHEIT. Wir lernen nie aus, seid offen für Informationen. Findet das Wissen in euch, im Außen wird es gespiegelt.

- DIE ANGST. Sie ist nur eine Projektion unseres Verstandes. Tief in uns gibt es keine Angst, da wir wissen, dass wir unsterbliche Wesen sind. Es gibt nur Erfahrungen, die wir zum Teil sehr intensiv erleben wollen. Nun wissen wir auch, dass wir Schöpfer sind und in der Gegenwart unsere Zukunft gestalten. Unsere Gedanken und Gefühle sind die einzig existierende Energie. Also erschafft euch durch eure Phantasie in der Gegenwart positive Erfahrungen.Nichts und niemand hindert euch daran.

Wenn wir die sechs Bremser meistern, erhöhen wir unsere Energie und wachsen daran. Wir haben unermessliche Energie, wenn wir sie nicht sinnlos verschwenden oder gegen uns selbst richten.

Dies ist ein Buch über Klangtherapie und Klanganwendungen, es dient der Heilung, Bewusstseinserweiterung und Herzöffnung. Die Wirkung ist im ganzheitlichen Sinne, weil sie die seelische, körperliche und geistige Ebene mit einbezieht. So schreibe ich nicht nur über die Wirkung des Klanges, sondern auch über das Leben und wie wir es gut meistern können. Bei jeder Klanganwendung ist immer auch ein Gespräch mit dem Klienten wichtig und erforderlich. Da die Person in eine tiefe Entspannung kommt, findet ein Kontakt zum höheren Selbst statt. So kann erkannt werden, was der Person fehlt und was in ihrem Leben verändert werden sollte. Gleichzeitig wollen wir zusätzlich auch immer das Gesunde im Menschen sehen und fördern. Durch die Sitzung bekommt man sehr viel Energie, Kraft und Motivation.

Nun liegt es am Klangtherapeuten, den Klienten zu ermutigen, so dass er sein Leben derart verändern und ausrichten kann, damit es ihm wirklich gut geht. Eine wunderschöne Arbeit, denn der Therapeut erfährt überwiegend positives Feedback. Wenn es uns gelingt, jene sechs Bremser nach und nach zu beherrschen – was durchaus Schwerstarbeit sein kann, da wir in unserer Gesellschaftsnorm vielen Manipulationen, Einflüssen und Prägungen ausgesetzt sind, gibt es für unsere Selbstbefreiung immer noch viel zu tun und zu erkennen.

Ein weiterer wichtiger Schritt ist, Begrenzungen zu erkennen und aufzulösen. Bestehende Programme, die uns in unserer Freiheit begrenzen und behindern. Schaut genau hin, was euch in eurer Entwicklung unnötig begrenzt. Welche Programme wurden schon in eurer Kindheit auferlegt, zum Beispiel: *Du taugst sowieso nichts, das schaffst du nie, du wirst immer dumm bleiben, aus dir wird sowieso nie etwas.* Und so weiter.

Das nächste Thema ist die Eifersucht. Ein heikleres Thema, als man denkt. Von Zank, Streit, Gewalt, bis hin zum Töten, finden wir hier alles. Die Beziehung (Begegnung) zum Partner, den Kindern und nahen Verwandten, ist eines unserer größten Lernthemen und Herausforderungen. Wir können tief in uns begreifen, dass wir niemanden besitzen können, auch über niemanden bestimmen sollten, außer uns selbst. In unserer Gesellschaft wird Liebe gleichgesetzt mit Sexualität, jemanden mögen, sich hingezogen fühlen. Lebt man bereits lange in einer Beziehung und stellt fest, dass der Tiefgang, die Freude und Freundlichkeit abhanden gekommen sind, neigt der eine oder andere dazu, aus dieser Beziehung auszubrechen.

Bis dass der Tod euch scheidet – welche Grausamkeit. Eine Lebensgemeinschaft, die bereits weh tut, wo man sich eher auf die Nerven geht, sollte lieber in gegenseitiger Einvernehmung friedlich aufgelöst werden. Die Erfahrung, die man machen wollte, hat man gemacht, deshalb muss man nicht im Unglücklich stagnieren.
Eine gestörte Beziehung, ob zum Partner, den Kindern, Eltern oder den Großeltern, kann zu fatalen Krankheitsbildern führen. Typisch etwa bei der Frau ist der Brustkrebs. Eine rechtshändige Frau, bei der die rechte Brust mit Knoten und Schwellungen behaftet ist, hat ein Problem mit ihrem Partner. Ist bei einer rechtshändigen Frau die linke Brust betroffen, so leidet sie unter einer Beziehungsstörung zum Kind, zur Mutter oder zum Vater. Bei einer linkshändigen Frau ist es genau umgekehrt.

Lungenkrebs und alle Krankheiten, welche mit der Lunge zu tun haben, wie Asthma oder Bronchitis, weisen bei Mann und Frau auf eine Beziehungsstörung hin, ebenso eine Prostataerkrankung beim Mann (siehe Literaturempfehlung: *Die Neue Germanische Medizin* von Dr. Hamer). Nierenerkrankungen und Herzprobleme sind immer ein Hinweis auf einen Beziehungskonflikt. Manchmal schlägt eine Beziehungsstörung auch auf den Magen, bis hin zum Magenkrebs. Wenn ich eine achtsame, liebevolle, respektvolle Beziehung mit meinem Partner, meinen Eltern und Kindern führe, werden solche Symptome mit größter Wahrscheinlichkeit nicht auftreten. Eine Beziehung muss jedoch nicht unbedingt gleich beendet werden, wenn solche Symptome auftreten. Oft kann es wirklich auch reichen, die Einstellung zum Partner zu ändern und ihn so zu lassen, wie er eben ist, eine große Aufgabe.

Zur Eifersucht sei abschließend noch gesagt: Wahre Liebe ist bedingungslos, also eifert nicht. Sie fordert nicht. Sie verurteilt nicht. Wahre Liebe ist. In jedem von uns ist dieser göttliche Funke der wahren Liebe angelegt.

Nun schauen wir uns die Themen Hass, Wut, Ärger, Neid, Missgunst, Gewalt und Anerkennung an: Wie weit habe ich diese Dinge bewältigt, wo hänge ich noch?

- HASS sollte es in euch nicht mehr geben. Wer andere hasst, hasst sich selbst.

- WUT darf schon mal sein, da immer mal eine Situation auftauchen kann, in der man in Wut gerät. Sie zu verdrängen, wäre falsch, denn wenn sich Wut anhäuft und staut, platzt sie irgendwann aus euch in einer unangemessenen Situation heraus. Wenn ihr in Wut geratet, so lasst sie raus. Haut eben auf ein Kissen ein oder hackt Holz, bis sie verschwunden ist und ihr Erleichterung verspürt.

- ÄRGER ist sinnlos und pure Energieverschwendung. Es kann immer mal Situationen geben, die im ersten Moment sehr unangenehm erscheinen. Wenn wir die Situation, die eingetreten ist, eh nicht mehr verändern können, nützt es nichts, sich in den Ärger rein zu steigern. Viel wichtiger ist es nun, die Situation anzunehmen und nach dem positiven Aspekt zu schauen. Wir leben in der Dualität, da gibt es immer ein Plus und ein Minus. Es ist klüger, Raum für das Plus zu schaffen, als im Ärger Energie zu verlieren.

- NEID und MISSGUNST sollte es in eurem Leben nicht mehr geben. Ist jemand sehr erfolgreich oder ihm ist etwas Besonderes gelungen, so freue ich mich für ihn und habe so Anteil an seinem Glück.

- GEWALT sollte aus eurem Leben verschwinden. Gewalt erzeugt immer Gegengewalt. Das muss auf dieser wunderschönen Erde endlich aufhören. Vor über 2000 Jahren sagt bereits Jesus: »Wenn man dir auf die rechte Wange schlägt, halte auch die linke hin.« Hinter diesen Worten steckt sehr viel Weisheit. Nur so kann Gewalt beendet werden und in uns tiefer Friede einkehren.

- Nach ANERKENNUNG zu streben ist nicht nötig. Wenn wir uns so lieben, wie wir jetzt in diesem Augenblick sind, zentrieren wir uns nach innen und brauchen nicht im Außen zu suchen. Glaube an dich, so brauchst du keine Anerkennung von anderen.

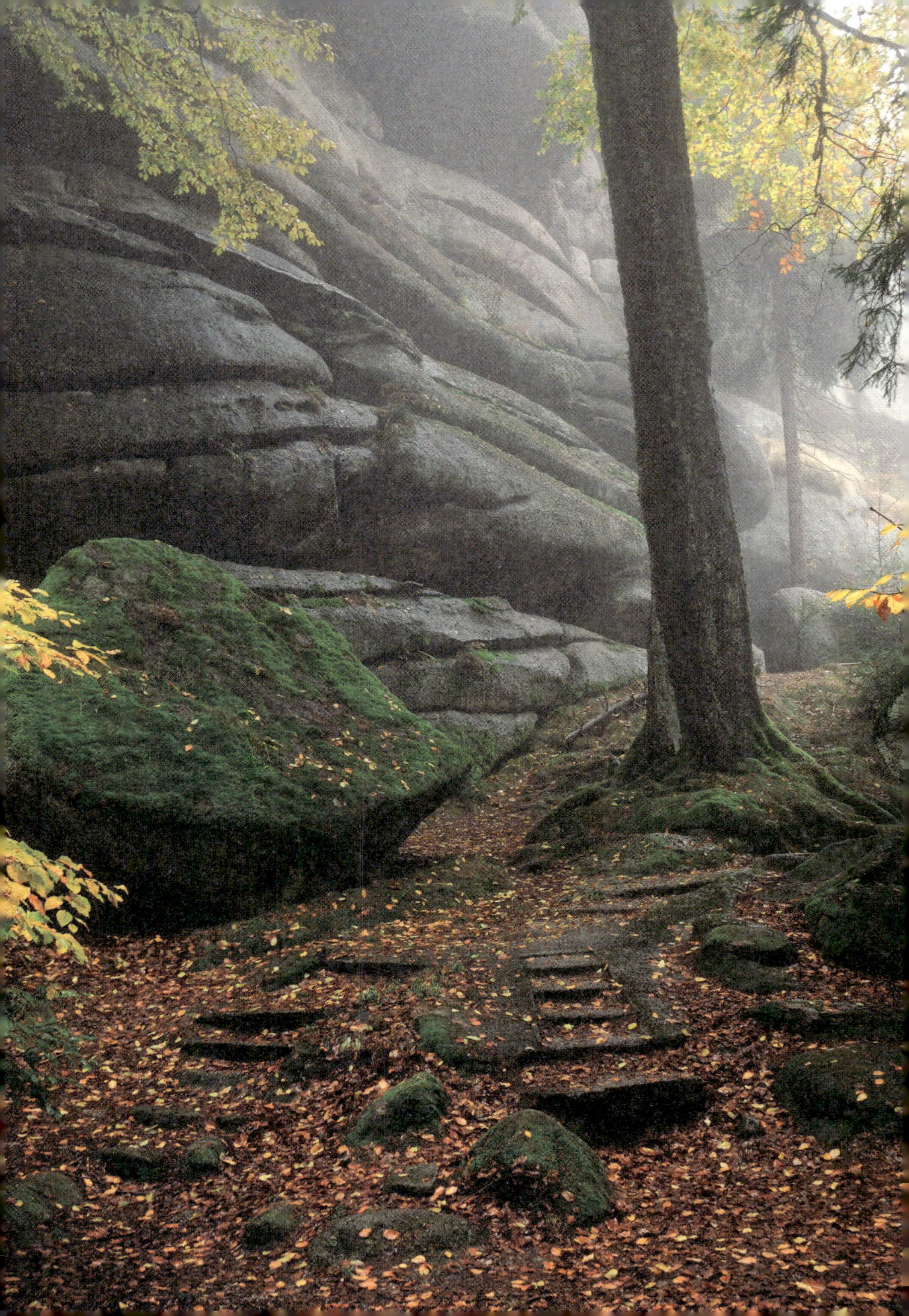

Nicht mehr zu werten, ist fast aussichtlos, da wir so erzogen wurden. So sind wir immer bewertet worden und haben dadurch gelernt, andere in ihrem Sein zu bewerten. Dennoch sollten wir beginnen, achtsamer damit umzugehen. Immer, wenn wir merken, dass wir gerade dabei sind, jemand anderen in eine Schublade einzuordnen, ihn eben zu bewerten, sollten wir uns nicht tadeln, sondern auf die Schulter klopfen. Denn wir haben es erkannt und sind somit dabei, uns zu verändern.

Achtet stets auf euren Selbstwert.
Seid euch selbst genug, so wie ihr jetzt eben seid.
Nehmt eure Macken liebevoll an. Denn auch in uns
haben Licht und Schatten ihren Raum.

Nicht zu verurteilen ist eine große Kunst, die man trotzdem lernen kann. Egal, was geschehen ist und ob jemand etwas Schlimmes getan hat, so haben wir weder seine Geburt erlebt, noch seine Erziehung. Wir waren auch nicht seinen Lebensumständen oder -einflüssen ausgesetzt. Die Indianer sagen dazu: *Du bist nicht in seinen Schuhen (Mokassins) gegangen.* Sicher, wenn weit von uns entfernt eine Katastrophe geschieht, sagen wir häufig: *Wie kann man nur so etwas tun?* Von tiefen Emotionen sind wir aber weit entfernt. Betrifft uns ein Geschehen allerdings selbst oder findet in unserer Umgebung statt, ist es stark emotional behaftet und wir beginnen meist sofort damit, den Täter zu verurteilen.

Um die Tragweite zu verdeutlichen, möchte ich eine wahre Begebenheit schildern: Ein Ehepaar machte mit seiner 19jährigen Tochter Urlaub in Afrika. In einer Stadt ging die Tochter einmal alleine aus und sie kam in ein weniger schönes Viertel. Mehrere einheimische junge Männer zerrten

sie von der Straße, vergewaltigten und töteten sie. Ihre Eltern waren fassungslos und mehr als bestürzt. Sie trauerten sehr tief und machten sich Vorwürfe. Schließlich jedoch kamen sie zu folgender Erkenntnis.
Diese jungen Männer hatten kein Zuhause, also keinen Halt. Sie hatten keine Eltern, die sich um sie kümmerten und keine existenzielle Zukunft, sie lebten auf der Straße. Nun kam das Elternpaar der getöteten Tochter zu dem Entschluss, dass diese obdachlosen Jugendlichen nichts für ihr Handeln können und diese jungen Männer unbedingt Hilfe bräuchten. So hatten sie den Großmut, den Jugendlichen tief im Inneren zu vergeben.
Da finanzielle Mittel bei ihnen vorhanden waren, ließen sie nun in dieser Stadt in Afrika ein großes Haus errichten, um diesen jungen Menschen ein Zuhause, also einen Halt zu geben. Sie versorgten sie mit Essen und kümmerten sich um Lehrer, die sich ihrer annahmen. Die Eltern haben es geschafft, ihr Urteil abzulegen und gaben damit den jungen Menschen eine neue Chance. Sie haben ein neues Leben gefunden. Die Täter wurden einsichtig und gaben diese Erkenntnis wieder an andere weiter. An Stelle der Verurteilung trat eine große Tat von tiefster Weisheit.

Wie ihr bereits beim 1. Bremser gelesen habt, sind unsere Schuldgefühle während der Geburt entstanden, eben durch die Trennung aus einer Einheit. Jeder von uns ist manchmal unaufmerksam, und so verletzen wir ungewollt einander oder wir machen etwas, was uns hinterher leid tut. Es kann auch sein, dass wir für einen Unfall verantwortlich sind, jemand wird durch unsere Unachtsamkeit verletzt. Bitte fühle dich jetzt nicht gleich schuldig, wie es uns anerzogen wurde, sondern übernehme nun ganz gewusst die Verantwortung und bitte aus tiefstem Herzen um *Verzeihung*. Die Wörter *Schuld, Entschuldigung* und *es tut mir leid* sollten aus eurem Wortschatz verschwinden. Achtet viel mehr auf eure Gedanken und Worte. Übt in allem, was ihr tut, im Hier und Jetzt zu sein. Es ist eine große Kunst, dies zu schaffen. Es lohnt sich jedoch, damit zu beginnen. Ihr werdet dadurch einem Wunder nach dem anderen begegnen.

Erwartet nie etwas von euren Mitmenschen.

Wenn ich etwas erwarte, dies jedoch nicht erfüllt wird, kann es leicht sein, dass ich enttäuscht reagiere. Dies ist jedoch eine ungesunde, schöpferische Energie, denn wenn ich aufgrund einer Erwartungshaltung enttäuscht bin, sind Gedanke und Gefühl beteiligt, was wiederum eine destruktive schöpferische Kraft frei setzt. In der Gegenwart, im Hier und Jetzt, erschaffe ich mir meine Zukunft. Wenn ich etwas *er-warte,* dann warte und warte ich und nichts geschieht. Es verhält sich ähnlich einem Wunsch, der immer ein Wunsch bleibt und sich nicht erfüllen kann, da er ja ein Wunsch ist. Anders ist es jedoch beim Visualisieren. Wenn Gedanke und Gefühl eins werden, kann alles geschehen, was immer du dir vorstellst. Sofern du nicht im Geringsten zweifelst. (Markus 11-23/24)

Nehmt jede Herausforderung an.

Wir sind hier, um Erfahrungen zu sammeln, an denen wir wachsen. Ist eine schwierige, im ersten Augenblick unlösbare und schreckliche Situation eingetreten, oder wir erhalten eine ganz unangenehme Nachricht, dann sollten wir auf keinen Fall daran verzweifeln.

Lasst alles erst einmal auf euch wirken und beruhigt euch. Wenn etwas auf mich zu rollt, das ich nicht verändern kann, weil es ja schon geschehen ist, nützt es nichts im Selbstmitleid zu versinken, dies kostet sehr viel Energie.

Macht aus jeder Situation das bestmögliche – seht, was hinter dem Minus steht, es muss immer auch ein Plus da sein. Manchmal erkennt man dies erst, wenn man eines Tages auf jene Situation zurück blickt.

Keine Resonanz mehr.

Wenn ihr all die vorher genannten Punkte gut verinnerlicht und bearbeitet habt, wird euer Leben sehr friedvoll werden. So zieht ihr nur noch das in euer Leben, was euer Inneres wirklich will. Ihr werden nun *Selbst-bewusst* erkennen, dass ihr euer eigener Schöpfer seid. Beginnt nun, eure Gedanken zu beobachten und werft alle negativen Programme und Denkmuster aus eurem Gehirn. Wenn ihr fleißig übt, im Hier und Jetzt zu sein, wird euch dies sehr wohl gelingen. Aber Achtung, dies bedarf steter Übung und Disziplin. Wichtig dabei ist, dass ihr geduldig mit euch seid und nicht verärgert, wenn ihr merkt, dass ihr mal wieder zu unbewusst seid. Beobachtet weiter eure Gedanken und ihr werdet merken, dass ein höheres Bewusstsein in euch aktiviert wird. Bisher nehmen wir nur etwa 5 Prozent unserer Gedanken wahr, zu 95 Prozent greift also das Unterbewusstsein und dies gilt es bewusst zu verändern. Unbewusst sein heißt, dass alte Programme und Muster immer noch greifen. Alte Ängste, alte Verletzungen bis hin zu traumatischen Ereignissen treten wieder in den Vordergrund.

Also seid euch eurer Selbst bewusst.

In Resonanz werden wir immer irgendwie sein, aber ihr entscheidet letztlich selbst, womit. Wir sind, was wir denken und fühlen. Du bist ein Magnet, der alles anzieht, worauf auch immer deine Gedanken und Gefühle gerichtet sind. Seid also achtsam, ihr werdet was ihr denkt und fühlt. Ihr könnt durch nichts verletzt werden, außer durch eure eigenen Gedanken und Gefühle. Bleib der, der du bist, keine Maske, kein Schauspiel.

Von Kind an wurde uns beigebracht, was gut oder schlecht ist, was richtig oder falsch ist. Dies zieht sich durch unsere Leben, wie ein roter Faden. In vielen Situationen haben wir uns verstellt, um die Erwartungshaltung anderer zu erfüllen, um zu gefallen. Wir haben uns der gesamten Norm unterworfen. Damit muss jetzt endlich Schluss sein. Seid so, wie ihr eben seid. Wichtig dabei ist, dass ihr euren Schatten genauso annehmt, wie euer Leuchten. Nehmt alle eure Macken liebevoll an, sie sind ein Teil von euch, ob dick oder dünn, nicht schön oder schön und so weiter. Bleibt euch selbst treu. Wenn ihr so seid, wie ihr seid, beginnt ihr von innen heraus zu leuchten. Die Menschen, die euch dann begegnen, werden staunen über eure Schönheit, eure *leuchtende Ausstrahlung,* die von innen kommt.

Seid der, der ihr seid und ihr werdet, was ihr seid. Beginnt euch selbst zu lieben. Erst dann könnt ihr auch eure Mitmenschen lieben, so wie sie sind.

Seid rücksichtslos, ohne jemanden zu verletzen
und hochmütig zu sein.

Ihr müsst bei Problemen nicht mehr zurück blicken in die Kindheit und Vergangenheit. Ihr könnt alles lösen im Hier und Jetzt und in der Gegenwart eure Zukunft neu gestalten. Habt Mut, es funktioniert wirklich.

Seid listig, ohne hinterlistig zu sein.

Jesus hat schon gesagt: »Seid schlau, wie die Schlangen«. In dieser Gesellschaft haben wir Gesetze, die meiner Meinung nach manchmal gegen das Menschrecht sind, gegen jede Menschlichkeit. Wir haben kein Gesundheitssystem, wir haben eher ein Krankheitssystem, ein krankmachendes System. 95 Prozent der Menschen, die Krebs haben, sterben laut Dr. Hamer (*Die Neue Germanische Medizin*) nicht an Krebs, sondern an den Folgen der Chemotherapie. Nur 5 Prozent der Patienten überleben. Also seid klug und listig.

Seid geduldig, ohne jedoch das Ziel
aus den Augen zu verlieren.

Wenn ihr ein Ziel vor Augen habt und es euch gelingt, dabei geduldig zu sein, geht alles viel, viel leichter und schneller, mehr Erklärung braucht es hier nicht.

Seid sanft, aber bestimmt.

Wenn ihr wisst, was ihr wollt, so seid freundlich, aber macht deutlich, dass ihr euch nicht aufhalten lasst.

Bitte seid beim Üben und Durchführen dieser Punkte nicht verbissen, sondern freut euch über jeden Schritt, den ihr gelernt habt. Das ganze Wissen muss erst einmal verinnerlicht werden, um es dann Schritt für Schritt umzusetzen. Sollte euch all dies in eurem Leben gelingen, dann seid ihr nicht weit von der Erleuchtung entfernt.

Die archaischen Klanginstrumente und deren Wirkungsweise

Um herauszufinden, welche Klangstruktur im Wasser entsteht, besuchte ich ein Institut in Lichtenstein, in dem Wasserkristalle nach der Methode des japanischen Wasserforschers Masaru Emoto untersucht werden. Dort konnte ich experimentieren.

Ich gab als erstes in die sogenannte Bauchschale Wasser hinein und bespielte sie zehn Minuten lang. Daraufhin wurde ein Wassertropfen entnommen und schockgefroren, anschließend in einem Dunkelfeldmikroskop fotografiert. Dabei entstand dieses Foto:

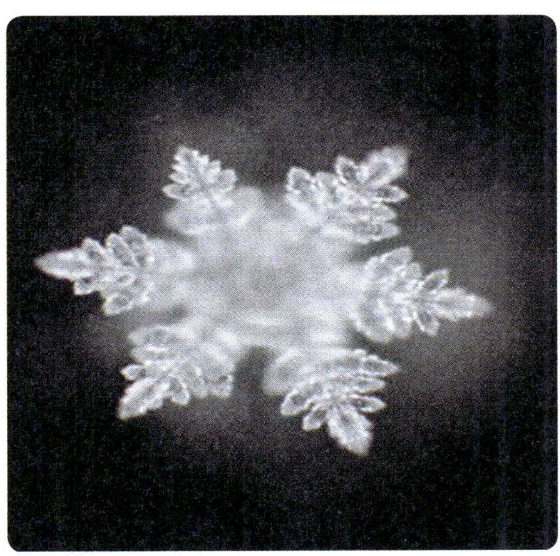

Als nächstes spielte ich das gesamte *Neunersystem*, eben neun Klangschalen in der Anordnung des Lebensbaumes. Anschließend zeigte sich diese Aufnahme:

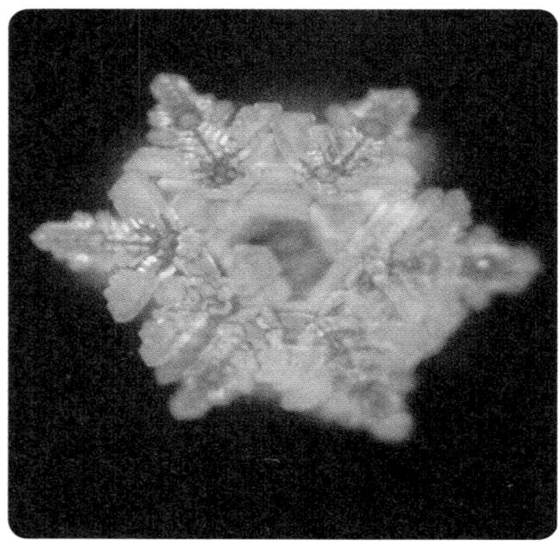

Als Krönung kam das gesamte Spielsystem zum Einsatz, mit neun Klangschalen, dem großen 110-Tam-Tam-Gong und dem 90-Feng-Gong. Dabei entstand dieses gigantische Foto:

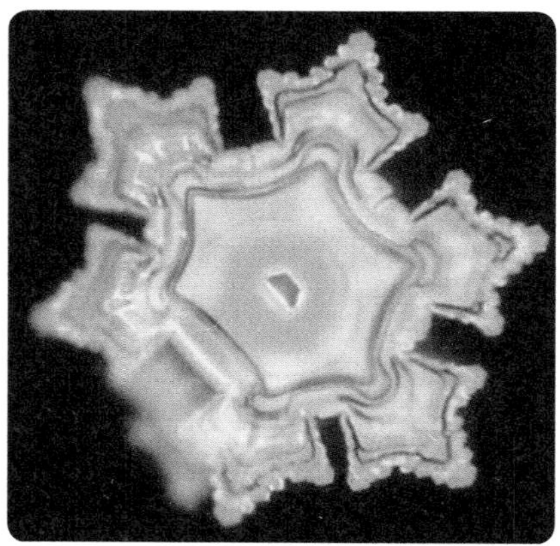

Wie man sehen kann, erzeugt der Klang wunderschöne Klangbilder. Da wir zu ca. 75 Prozent aus Wasser bestehen, kann man sich nun vorstellen, welche Wirkung die Klangschalen auf unseren Körper, unsere Flüssigkeit und jede Zelle, die in Schwingung gebracht wird, haben.

Wasser ist ein Informationsträger. Welche wundervolle, klangreiche Information erhält nun unser ganzes Wesen!

Nun konkret zu den Klangschalen. Eine sehr gute Klangschale hat, wie bereits erwähnt, zwei Grundtöne und mehrere Obertöne. Sie sollte lange anhaltend und intensiv schwingen. Die Wirkung geht nicht nur über das Hören der Töne, sondern auch über das Fühlen. Wenn die Schale auf dem Körper steht, überträgt sich der Klang auf das Wasser in unserem Organismus. Es erhält positive Informationen. Diese werden gleichzeitig an die Zellen eines Organverbandes weiter geleitet. Eine sehr positive Wirkung erzielt man dabei zum Beispiel bei Lungenerkrankungen, Atemnot und Allergien.
Zur Behandlung: Der Klient liegt auf dem Bauch, dabei stellen wir zwei mittelgroße Schalen auf. Die einen Halbton tiefer klingende Klangschale stellt man auf den Bereich der Lenden, sie wird zuerst angespielt. Die zweite Schale steht etwas höher am Rücken, etwa zwischen den beiden Schulterblättern. Sie ist einen Halbton höher. Nun wird der Liegende abwechselnd mit den zwei Schalen, ungefähr zehn Minuten, bespielt. Anschließend folgt eine komplette Sitzung. Bei schwerwiegenden Problemen sollte immer eine zehnminütige Vorbehandlung durchgeführt werden, um wirklich erfolgreich zu sein. Mögliche Schmerzen können reduziert und genommen werden, so dass der Klient die anschließende Klangbehandlung genießen kann.

Fallbeispiel Asthma und Atemnot:
Ein Junge, etwa zehn Jahr alt, litt an Asthma. Nachts hatte er immer starke Atemnot, da er eine Staub- und auch Pollenallergie hatte. Er konnte weder am Sportunterricht teilnehmen, noch draußen im Freien mit den anderen Kindern spielen. Die Mutter konnte nachts kaum Schlaf finden, weil sie im Halbschlaf hören wollte, ob mit ihrem Jungen alles in Ordnung war. Zudem musste sie nachts aufstehen und wegen der starken Stauballergie regelmäßig im Zimmer ihres Sohnes Staub entfernen. Als die Mutter von der Klangtherapie erfuhr, kam sie zu mir und schilderte das Leid ihres Kindes. Anfangs erhielt der Junge einmal in der Woche eine komplette Klangsitzung, die 40 Minuten dauerte. Zusätzlich gab ich der Mutter, wie oben bereits erwähnt, zwei mittelgroße Schalen mit und erklärte ihr die zehnminütige Vorarbeit.
Jeden Abend, vor dem Einschlafen, gab sie ihrem Kind diese Anwendung. Es dauerte nicht lange und beide konnten wieder durchschlafen. Das Asthma und die Atemnot wurden immer besser, bis schließlich eine komplette Genesung eintrat.

Fallbeispiel Tinnitus:
Ein Mann, der einen stressigen Beruf ausübte, hatte seit zwanzig Jahren starken Tinnitus. Eine Krankenschwester, die bei mir die Klangausbildung gemacht hatte, bot ihm Hilfe an. Er lehnte jedoch immer wieder ab und sagte: »Wenn die Schulmedizin nicht helfen kann, was soll dann dieser Klang bewirken?« Als sich sein Zustand zunehmend verschlechterte, nahm er das Angebot doch an, verlieren konnte er ja nichts. Und siehe da, nach nur wenigen Klangsitzungen war der Tinnitus komplett weg. Der Mann war total überrascht und begeistert. Selbst seinen Beruf konnte er nach den Klanganwendungen wesentlich gelassener nehmen und wurde

nicht mehr rückfällig. Er ging zu einer Tinnitus-Selbsthilfegruppe und motivierte viele weitere Betroffene, eine Klangsitzung in Anspruch zu nehmen. Sie kamen und wurden alle erfolgreich behandelt.

Fallbeispiel Magen-, Darm- und Unterleibsbeschwerden:
Hier kommen die größte und zweitgrößte Schale des Neunersystems zum Einsatz. In diesem Fall durfte ich selbst eine gute Erfahrung machen. Ich wurde zu einem Kongress eingeladen, auf dem viele Heiler ihre Therapiemethode vorstellten. Während der Hinfahrt hatte ich starke Magenschmerzen. Es wartete viel Arbeit auf mich: Die Klangliege in den dritten Stock tragen, das gesamte Equipment hochschleppen und aufbauen, täglich vier Sitzungen spielen und Vorträge halten. Mit solchen Schmerzen wäre dies alles gar nicht möglich gewesen. Ich wusste sehr wohl, welcher Konflikt hinter diesen Schmerzen steckte, konnte ihn aber zu diesem Zeitpunkt nicht lösen. So stellte ich mir im Auto halbliegend als Beifahrer die Bauchschale auf den Solarplexus und spielte sie an. Nach etwa fünf Minuten wurden die Schmerzen fast unerträglich, was auf eine Erstverschlimmerung hinwies. Dennoch spielte ich weiter und nach zehn Minuten war der Schmerz wie weggeblasen. Während des gesamten Kongresses hatte ich keine Beschwerden mehr.

Tam-Tam Gong

Das mächtigste Klanginstrument, das bei uns eingesetzt wird, ist der große, handgefertigte Tam-Tam Gong. Es ist eine Mindestgröße von 90 Zentimeter Durchmesser erforderlich, um mit ihm eine erfolgreiche Arbeit durchführen zu können. Meine Lebensgefährtin und ich spielen mit einem 130 Zentimeter großen Tam-Tam Gong. Als Faustregel gilt eine Spielzeit von zehn Minuten. Der Tam-Tam Gong wird hauptsächlich bei schweren Rückenproblemen, Bandscheibenvorfall, Schulterschmerzen und ähnlichen Beschwerden eingesetzt. Nach dieser Vorbehandlung gibt es eine komplette Klanganwendung.

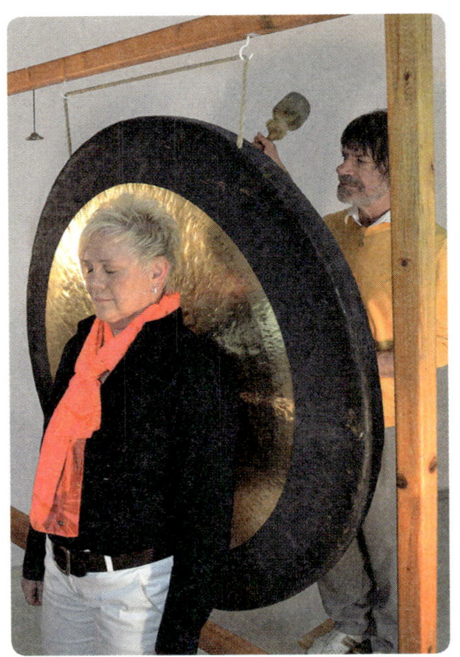

Folgende Beispiele verdeutlichen seine Wirkung:
Bei einer öffentlichen Veranstaltung stellten wir unser Klangsystem vor. Mit dabei hatten wir auch unsere großen Gongs. Nachdem wir ein Klangerlebnis gespielt hatten, kam ein Zahnarzt auf uns zu und fragte, ob ich seinem Kollegen helfen könnte. Dieser hatte einen völlig krummen Rücken. Er ging stark nach vorne gebeugt und hatte Schmerzen. Ich sagte zu, unter der Bedingung, dass der Kollege auch wirklich Hilfe wolle. Es dauerte keine fünf Minuten und er kam und bat um Hilfe. So stellte ich ihn etwa zehn Zentimeter vor den Gong und begann zu spielen.
Von Minute zu Minute begann der Zahnarzt sich mehr und mehr aufzurichten, bis er schließlich kerzengerade stand. Er war schmerzfrei und konnte wieder gerade gehen. Diesen Mann traf ich bei einer anderen Veranstaltung nach etwa einem Jahr wieder. Er ging immer noch aufrecht und berichtete, dass er seit jener Zeit keine Schmerzen mehr habe.

Eine Frau mittleren Alters kam zu einer Klanganwendung. Sie erzählte, dass sie vor einem Jahr einen Bandscheibenvorfall hatte, der operiert wurde. Sie hatte nach der OP immer noch Schmerzen, was erst nach einer längeren Reha-Maßnahme besser wurde. Als sie bei mir war, litt sie unter einem weiteren, sehr schmerzhaften Bandscheibenvorfall. Da sie kaum noch gehen konnte, bekam sie einen weiteren OP-Termin. Die Frau hatte jedoch ziemliche Angst, sich nochmals operieren zu lassen. Deswegen entschied sie sich zu diesem Zeitpunkt für eine alternative Methode.
Sie bekam zehn Minuten Gongvorarbeit und anschließend eine komplette Klangsitzung. Am nächsten Tag rief sie mich an erzählte mir überglücklich, dass sie keinerlei Schmerzen mehr habe und sich wieder ganz normal bewegen kann. Nun veränderte sie ihre berufliche Stresssituation und musste nicht mehr operiert werden.

Vier Jahr später hörte ich wieder von ihr und es ging ihr nach wie vor sehr gut. Der Gong hat ganze Arbeit geleistet.

Diese Beispiele sind keine Einzelfälle. Ich könnte eine ganze Serie von Fallballspielen schildern. Nach meiner Erfahrung würde ich sagen, dass die Methode Gongvorarbeit mit anschließender Klangsitzung bei 70 Prozent aller Klienten mit Rückenproblemen geholfen hat. Der Gong ist sehr mächtig und wirkungsvoll, was bei vielen Menschen jedoch auch Angst auslösen kann. Viele wollen sich dieser schlummernden Angst nicht stellen. Die Chinesen, die die Gongs herstellen, vertreten die Meinung, ein Gongspieler müsse eine ganz starke Persönlichkeit sein, um den Gong aushalten zu können und mit ihm umzugehen. Also ist es wohl verständlich, dass ängstliche Menschen – Angst schwächt – den Gong fürchten.

Der Gong ist jedoch in diesem Zusammenhang etwas außergewöhnliches, denn er kann Traumata hervor holen und lösen. Viele Psychotherapeuten und Psychiater wissen, dass hinter speziellen Auffälligkeiten und Verhaltensmustern ein tiefes Trauma steckt. Eine Gesprächstherapie alleine reicht oft nicht aus, um an das Trauma heran zu kommen. Der Gong kann es.

Die Klangmethode, die ich entwickelt habe, kann Traumata sowie alte, verdrängte Verletzungen hervor holen und auflösen. Es kann sicherlich dabei auch viele Tränen geben, jedoch ist es eine großartige Reinigung und der Leidende kann letztlich loslassen, was ihn belastet. So wird er frei für neue Wege und Möglichkeiten, die er vorher nicht sehen konnte. Das erstaunliche an der Klangtherapie ist jedoch, dass es nicht immer notwendig ist, die alten Verletzungen anzusehen und sie noch einmal emotional zu erleben.Alte, starke Verletzungen zeigen sich als Löcher in der Aura, schwere Traumata als Risse. In unserer heutigen Zeit ist die Schwingung durch das gesteigerte Bewusstsein der Erde und der Menschen stark angehoben. So müssen etwa 70 Prozent unserer Klienten das ganze Drama nicht mehr erleben. Da wir hellsichtig sind, erkennen wir, wenn ein Loch oder Riss mit goldener Energie verschlossen wird.

Wie bereits erwähnt, ist der Tam-Tam Gong das mächtigste, archaische Instrument. Er kann aber auch sehr sensibel und sanft sein. Bei unsachgemäßer Handhabung des Gongs, kann er sogar reißen. Er ist somit nicht mehr zu gebrauchen. Bei Konzerten ist dies schon öfters vorgekommen. Bei einer sachgemäßen Anwendung des Gongs ist der geübte Spieler sogar in der Lage zu hören, ob ein gutes oder schlechtes Klangbild bei der liegenden Person besteht.

Die Klangschalen, der Tam-Tam Gong und der Feng-Gong gehen immer in Resonanz mit dem gerade bespielten Klienten. Je mehr Grund- und Obertöne entstehen, umso besser ist das Klangbild. Um dies zu hören und zu verstehen, ist es natürlich notwendig, immer die gleiche Spieltechnik anzuwenden. Dabei spielen die entstehenden Obertöne eine wichtigere Rolle als die Grundtöne, da in den Obertönen die Informationen des gesamten Universums beinhaltet sind.

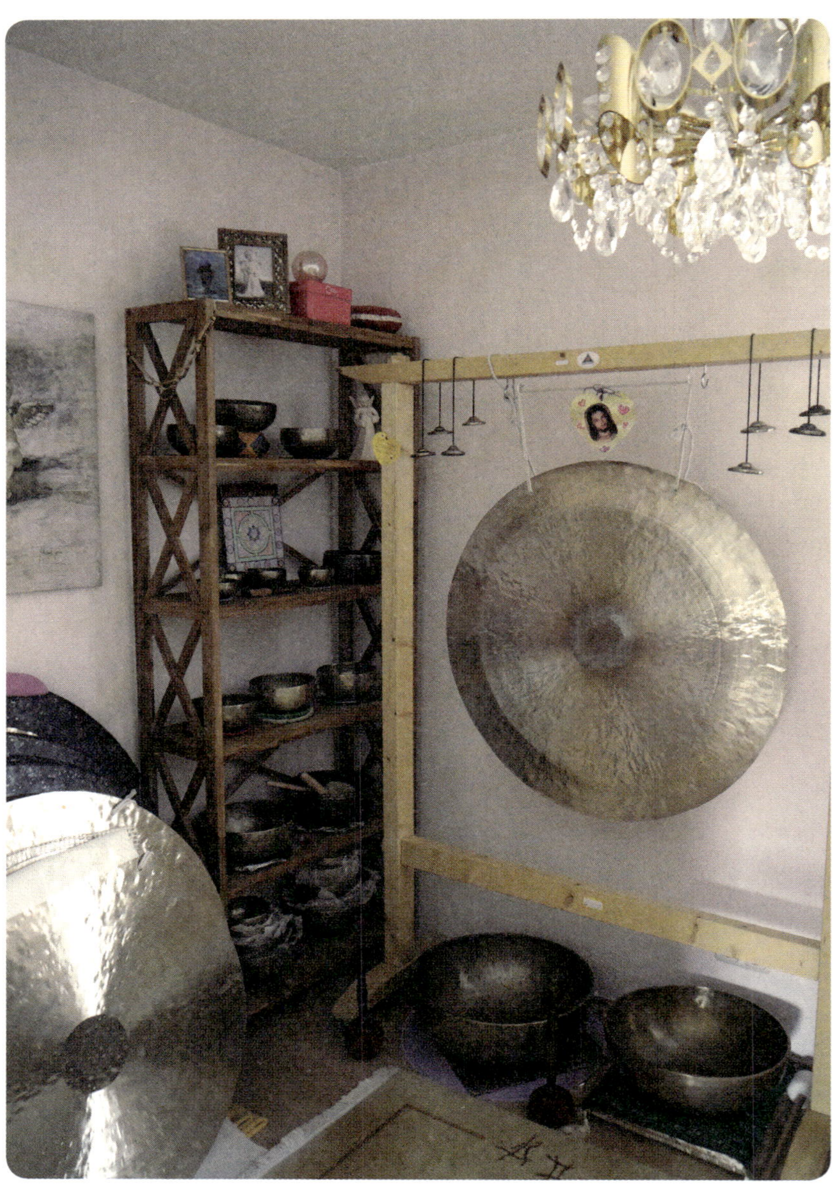

Feng-Gong

Der Feng-Gong symbolisiert die weibliche Energie. Er wird auch Sonnen- oder Windgong genannt. Bei unseren Anwendungen steht der Feng-Gong am Fußende, während der Tam-Tam Gong, der übrigens den männlichen Part einnimmt und ein wesentlich größeres Tonspektrum beinhaltet, hinter dem Kopfbereich steht. Sanft, aber bestimmt, führt der Feng-Gong den Liegenden in eine tragende Weite, der alltägliche Stress bleibt zurück und löst sich auf. Spielt man den Feng-Gong an, so geht er mit dem gegenüber stehenden Tam-Tam Gong in Resonanz. Dies passiert auch umgekehrt.

Wenn ich mit einem Muschelhorn in Richtung Tam-Tam Gong blase, hört man erst den Ton (Wiederhall) am Tam-Tam Gong, der wiederum den erzeugten Klang zum Feng-Gong leitet. Beide Gongs gehen während des Anspielens in Resonanz und ergänzen sich. Je nach Größe des Raumes sollte man auch die Größe der Gongs auswählen. Die Mindestgröße des Tam-Tam Gongs sollte mindestens 90 Zentimeter betragen, beim Feng-Gong 70 Zentimeter. Dabei spielt die Qualität eine große Rolle. Nur ein wirklicher Fachmann hört, wie groß die Tonvielfalt der Gongs ist. Je mehr Grund- und Obertöne der Gong erzeugt, desto wertvoller ist er für die Anwendung und Therapie. Je länger er bei einem sanften Anspielen klingt, desto besser. Beim Anspielen haben auch die unterschiedlichen Gongklöppel eine Bedeutung, wobei auch hier die Qualität entscheidend ist.

Das Einspielen des Gongs ist mitunter das wichtigste Kriterium, dies kann eigentlich nur von einer Fachkraft durchgeführt werden. Es ist eine schwer beschreibbare Kunst, man muss es hören, um zu verstehen. Dies ist auch der Grund, weshalb wir angefangen haben, Gongseminare anzubieten.

Die lebendigen Gongs, die bei uns zum Einsatz kommen, stammen aus der Republik Wuhan in China. Sie sind aus Bronze, handgetrieben und gehen etwa 150 bis 200 Mal ins Feuer. Etwa sechs Personen arbeiten mehrere Tage lang an einem Gong.

Große Klangschale

Der Durchmesser einer großen Klangschale kann locker 40-60 Zentimeter betragen. Das Gewicht beläuft sich auf etwa 8 bis 14 kg (Material: Bronze).

Die Anwendungsmöglichkeiten:
Nachdem er die Schuhe ausgezogen hat, kann sich der Klient mit geschlossenen Augen in die Schale stellen. Er sollte sich während des Bespielens festhalten, da er schwanken könnte.
Der Therapeut bringt mit einem großen speziellen Klöppel die XXL-Schale zum Schwingen. Die Klangschale darf nicht zu schnell hintereinander angespielt werden, da sich sonst die Töne überlagern und dadurch Bruchgefahr besteht. Die Schale sollte mittelstark angespielt werden. Der Therapeut achtet auf die Entfaltung der Klänge, erst wenn sie hörbar abklingen, kann man sie erneut anspielen.

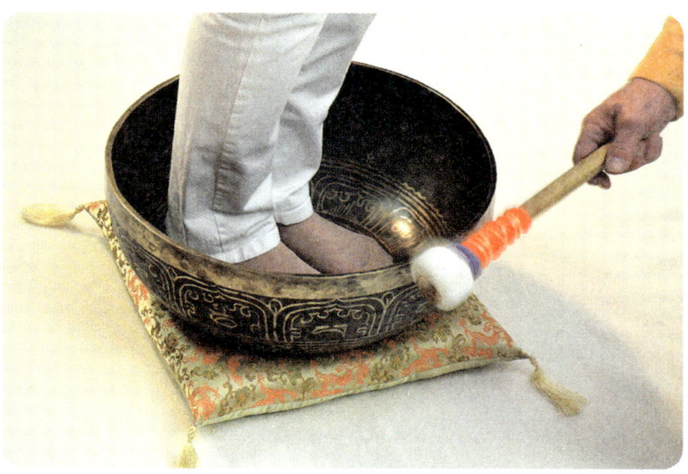

Auch für diese Vorarbeit reichen zehn Minuten. Die Wirkung sollte nicht unterschätzt werden, da über die Fußsohlen (Fußreflexzonen) alle Organe erreicht werden. Der Klient spürt dabei, wie die Schwingung über die Füße, weiter über die Beine bis hoch ins Becken steigt, sich schließlich weiter über die Wirbelsäule, bis zum Kopf hocharbeitet. Wenn irgendwo im physischen Körper Blockaden sitzen, fließt der Klang erst weiter, wenn die Störung behoben ist. Manchmal sind dafür auch mehrere Sitzungen notwendig, die jedoch nicht am gleichen Tag gemacht werden dürfen.

Diese Methode ist sinnvoll bei Wasser in den Beinen, offenen Beinen, Arterienverkalkungen, Krampfadern, Ödemen, Verstauchungen, Brüchen, Zerrungen sowie bei der Entgiftung. Gleichzeitig erfährt der Klient eine starke Energetisierung. Die höchste Qualität der Schalen ist ausschlaggebend für den Erfolg der Behandlung

Eine weitere Anwendungsmöglichkeit ist, eine große Schale mit einem Durchmesser von etwa 50 Zentimeter zu drei Viertel mit Warmwasser zu füllen. Der Klient sitzt auf einem bequemen Stuhl und hat unter den Knien eine Fußrolle oder eine zusammengerollte Decke. Seine Füße sind im Wasser, jedoch frei schwebend. Der Therapeut spielt etwa zehn Minuten die Schale an, wobei das Wasser als Verstärker wirkt.

Die Wirksamkeit der Behandlung zeigt folgendes Beispiel:
Ein junger Mann hatte einen Unfall, dabei wurden drei seiner Zehen gequetscht. Er litt unter starken Schmerzen. Im Krankenhaus sagte man ihm, die Quetschung sei so stark, dass man ihm die Zehen amputieren müsse, daEingriff und verließ die Klinik. Er erinnerte sich an eine ehemalige Freundin, die mit Klang arbeitete und bat sie um Hilfe. Er betonte,

dass er unbedingt seine Zehen behalten wolle und auf keinen Fall mehr ins Krankenhaus zurückgehen werde. Für die junge Frau eine große Herausforderung, aber man sollte niemals voreilig aufgeben.Sie nahm ihre größte Schale und füllte sie wie oben beschrieben mit Wasser. Seinen verletzten Fuß umwickelte sie so, dass die Zehen nicht direkt mit dem Wasser in Berührung kamen. Sie spielte zehn Minuten und machte anschließend eine komplette Klangsitzung. Dem jungen Mann ging es nach der Sitzung etwas besser.

Energetisch fühlte er sich gut aufgeladen. Sie wiederholte nun täglich die beschriebene Gesamtsitzung und konnte zusehen, wie es ihm von Tag zu Tag besser ging. Nach einer Woche konnte er wieder schmerzfrei gehen. Seine Zehen wurden nicht schwarz, es setzte eine komplette Genesung ein. Der junge Mann konnte seine Zehen behalten und war überglücklich.

Die Vorbehandlung mit einer großen Klangschale und Wasser unterstützt gut bei Fersensporn, Schmerzen im Fußbereich oder Bein, Knöchelverstauchungen und bei Gicht.

Fallbeispiel Fersensporn:

Bei einem unserer Seminare *Klang- und Erlebniswanderung* zu Orten der Kraft, war ein etwa 50jähriger Mann mit dabei, der über Fersensporn klagte. Vor Seminarbeginn fragen wir immer die Teilnehmer, wo sie Probleme haben, wo ihnen etwas weh tut, was wir mit unseren Klängen und unserem Wissen für sie tun können. Wenn sie nach dem Seminar nach Hause fahren, dürfen sie glücklich und vital sein. Diesem Mann haben wir täglich mit der XXL-Schale und mit Warmwasser die Füße bespielt. Schulmedizinisch ist der Fersensporn oft schwer zu behandeln. Alleine die Vorbehandlung mit Klang über zehn Minuten war ausreichend und der Fersensporn verabschiedete sich.

Dies war kein Einzelfall und hat bereits bei vielen Menschen gewirkt.
Erfolgreich zeigt sich diese Behandlung auch bei Verletzungen an den Händen, an den Armen und Ellbogen, bei Sehnenscheidenentzündungen und ähnlichen Symptomen. Sehr gute Ergebnisse erzielt man auch bei dieser effektiven Anwendung in der Badewanne:
Man legt sich mit einer mittelgroßen Klangschale, die zwischen eineinhalb und fünf Kilogramm wiegt, in eine mit warmem Wasser gefüllte Badewanne. Die Klangschale schwimmt auf dem Wasser. Nun kann man sich entweder von einem Partner bespielen lassen, die Augen schließen und entspannen. Man kann jedoch auch selbst spielen. Das Klangbad ist sehr wohltuend, löst Verspannungen und bringt viel Energie. Gerade wenn jemand in einer Krise steckt und sich körperlich und seelisch ausgelaugt fühlt, ist die Wirkung sehr aufbauend.

Die tibetische Glocke (Tribu)

Die tibetische Glocke hat bei unserem Klangsystem ebenfalls ihre Berechtigung. Sie wird mit einem Weichholzklöppel am äußeren Rand sanft andrückend hochgerieben. Der erzeugte Klang ist sehr obertonreich und wirkt stark auf den Körper. Wenn die Glocke hochgerieben ist und am intensivsten schwingt, lässt man sie ein Stück ausklingen, um schließlich die Glocke zu kippen. Der innere Metallklöppel lässt dann einen neuen Ton erklingen.

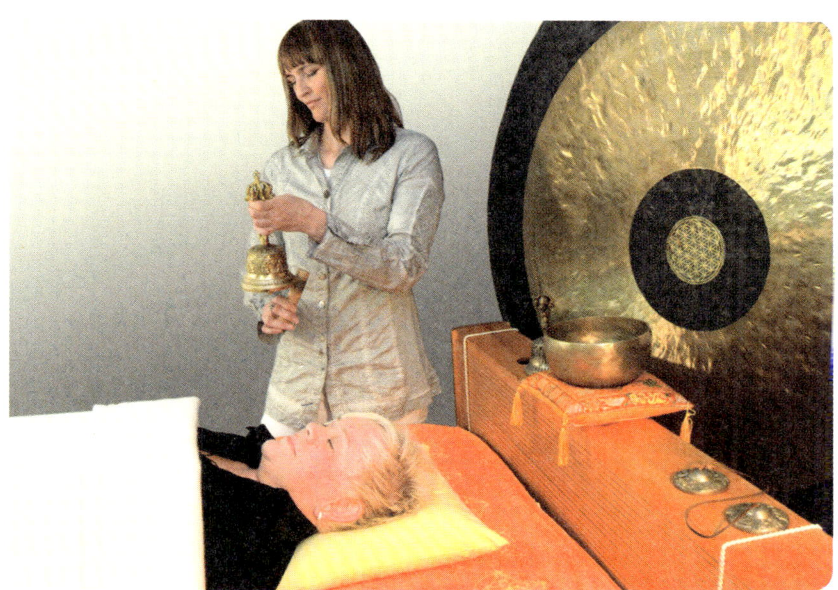

Die Zimbel

»Mit Zimbeln und Posaunen sollt ihr den Schöpfer preisen«, so steht es schon in der Bibel. In Tibet wird sie noch heute zum Gebet begleitend eingesetzt. Wenn man sie sanft anspielt, kann sie wunderbar zur Meditation verwendet werden. Die hohen Klänge tragen in die Weite und lassen den Alltag vergessen, man ruht in sich. Bei unserer Klangsitzung verwenden wir die Zimbel, um die Chakren, also die feinstofflichen Energiezentren, zu reinigen und sie in ihrer Drehgeschwindigkeit zu beschleunigen. Je mehr wir in uns ruhen, desto schneller dreht sich unser feinstoffliches Energiefeld. In der Ruhe und Stille liegt die Kraft. Die Zimbel erzeugt einen sehr hohen, lang anhaltenden Klang, dessen obertonreiche Schwingung unsere Hirnrinde anregt. In unserer Klangtherapie symbolisiert die Zimbel das Licht.

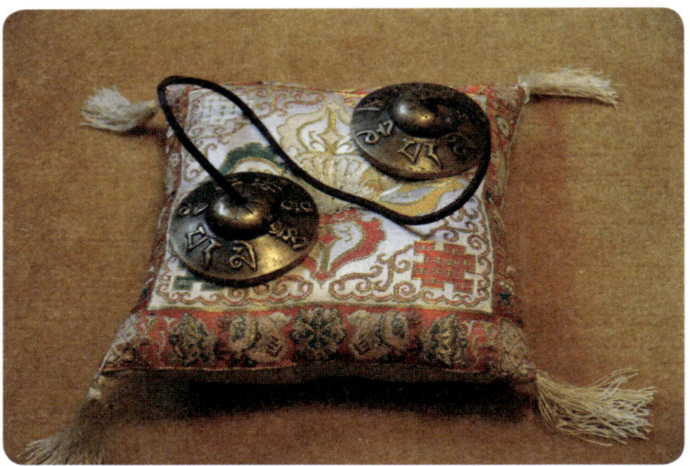

Klangliege

Die Klangliege ist ein ganz besonderes archaisches Instrument. Sie hat, je nach Hersteller, 30 bis 40 Klaviersonaten, welche auf einem Ton gestimmt sind. Auch hier ist die Monotonie des Sounds der Schlüssel zur Tiefenentspannung. Je feinfühliger und technisch begabter der Spieler ist, desto mehr Obertöne entlockt er der Klangliege. Wenn der Hersteller der Klangliege das nötige Wissen hat, wird er die Holzliegefläche nicht stärker als 0,8 Zentimeter bauen. So ist gewährleistet, dass die Töne nicht nur gehört, sondern die Schwingungen vom ganzen Körper gefühlt und gespürt werden. Ein gigantisches Erlebnis.

Die Klangliege sollte mindestens 200 Kilogramm aushalten. Wenn die Klangliege 30 Minuten alleine gespielt wird, hat der darauf liegende Mensch das Gefühl des Schwebens, immer leichter und leichter zu werden. Bei Menschen, die ein sehr, sehr hohes Bewusstsein haben, wäre es durchaus möglich, dass es zu einer Levitation kommt, also einem Abheben des gesamten Körpers von der Liege, ohne Angst und im tiefsten Vertrauen. Dieser Seinszustand ist im niederen Theta-Bereich möglich. Traumhaft und unvergesslich schön! Die Klangliege führt zur absoluten Bewusstseinserweiterung und Herzöffnung.

Das Monocord

Es ist vom Klang her ähnlich der Klangliege. Man kann sich zwar nicht darauf legen, aber es ist möglich, es auf den Klienten zu legen und dabei zu spielen (Körpermonocord). Wenn man jedoch eine Klangliege hat und das Monocord quer liegend über dem Kopf anbringt, wirkt es genial. Die Klangschwingungen des Monocords verbinden sich mit der Klangliege.

Der Klient hört nicht nur die Töne aus dem Monocord, die Vibration des Instrumentes verbindet sich mit der Liege und der ganze Körper beginnt zu vibrieren und zu schwingen. Auch hier wirkt die Monotonie wie ein Zauberstab, alle Zellen tanzen. Wenn ich das Monocord mit der Klangliege verbinde, erziele ich einen ganz besonderen Effekt. Alle Chakren beginnen sich schneller und schneller zu drehen, sie explodieren regelrecht. Ein gutes Monocord ist mit Klaviersaiten bespannt. Wer klug ist, stimmt die vordere Seite einen halben Ton höher als die hintere Bespannung. Ich empfehle, die vordere Saitenbespannung auf Cis zu stimmen, die hintere auf C. Dies ist besonders herzöffnend. Ein gutes Monocord kann man aufstellen und damit in den Raum spielen, wie zum Beispiel bei Klangerlebnissen und -konzerten. Es gibt auch Klangliegen, die hochkant aufgestellt werden können.

Alle beschriebenen Instrumente gehen mit dem Klienten in Resonanz, man kann also sehr gut wahrnehmen, wie sein Klangbild ist.

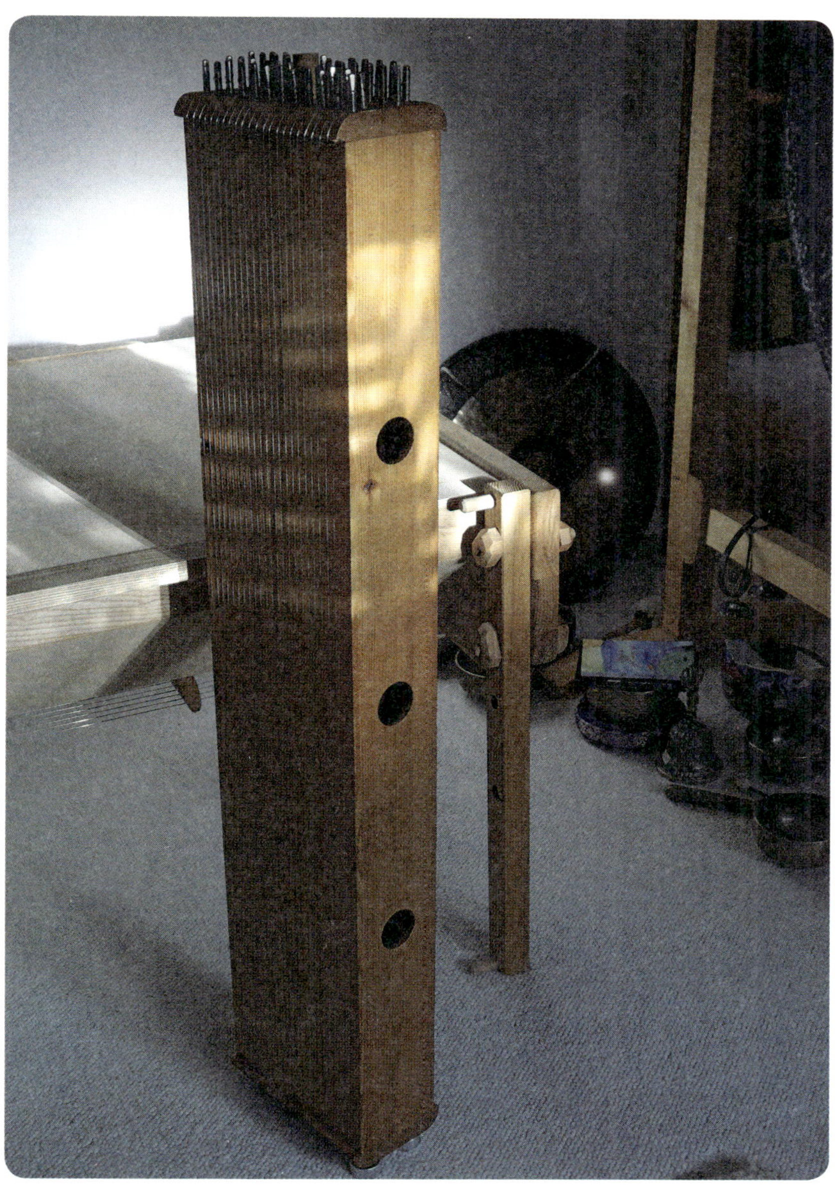

Einsatzmöglichkeiten des Klanges

Bei Schwangerschaft und Geburt

Ein wunderschönes Thema. Ihr erinnert euch sicherlich, was ich bei der Entdeckung von LSD 25 geschrieben habe. Um ein Geburtstrauma aufzulösen nahm man in den 60er bis 70er Jahren bewusst, unter Begleitung eines Therapeuten, LSD 25 ein. Nochmals kurz erwähnt, bei der Geburt entsteht ein Gefühl von Schuld. Dies geschieht durch die Trennung aus einer Einheit (Mutter und Kind). Nachdem LSD 25 verboten wurde, suchten die Therapeuten nach einer anderen Möglichkeit, um das Geburtstrauma aufzulösen. Russische Wissenschaftler hatten nun die genialste Idee. Sie setzten Delphine ein, um schwangere Frauen zu begleiten. Soweit ich weiß, lief dieses Projekt etwa 20 Jahr lang mit unglaublichem Erfolg.

Nun sollte man wissen, dass das im Mutterleib heranwachsende Kind bereits nach sieben Wochen bestimmte Töne wahrnehmen kann.
Nach viereinhalb Monaten ist das Gehör als erstes Organ komplett ausgeprägt. Die werdenden Mütter gingen also wöchentlich in das riesige Delphinbecken und wurden dort mit den lebendigen, heilenden Delphinklängen beschallt. Das Projekt wurde von Wissenschaftlern, Ärzten und Pflegern gemeistert. Die Delphine waren ganz aufgeregt, wenn es schließlich im Wasser zur Geburt kam. Sie schwammen dann ganz dicht heran und stießen dabei bestimmte Laute aus. Die Frauen erlebten das Gebären

eher lustvoll, als schmerzhaft. Die Geburt im Wasser mit den Delphinen verlief wesentlich schneller. Es gab nie irgendwelche Komplikationen. Denken wir daran, Wasser ist ein Informationsträger. Die Laute der Delphine erreichten jede Zelle der werdenden Mutter und natürlich des Kindes. Dadurch konnte das Kind jetzt völlig angstfrei die Trennung von der Mutter erleben und in eine neue Welt hineingeboren werden. Angstfrei und ohne Schuld erblickten sie das Licht dieser Welt. Wunderbar!

Die Wissenschaftler untersuchten und begleiteten die im Wasser mit Delphinen geborenen Kinder noch viele Jahre. Es wurde festgestellt, dass diese Kinder alle einen Intelligenzquotienten von 135 hatten und mit besonderen Fähigkeiten und Gaben ausgestattet waren.

Fallbeispiel:
Auf der Wöchnerinnenstation einer Münchner Klinik arbeitete ein Arzt, der um die Kraft des Klanges wusste. Wenn es dort kurz vor der Geburt zu einer Komplikation, wie etwa einer Steißlage, kam, wurde nicht gleich im schulmedizinischen Sinne eingegriffen. Er informierte das Opernhaus, und bestellte Sängerinnen und Sänger auf die Station, die dann für die werdende Mutter und das Kind sangen. In vielen Fällen löste sich die vermeintliche Komplikation. Das Kind drehte sich wieder in die richtige Position und es kam zu einem ganz normalen Geburtsvorgang.

Die von mir entwickelte Klangtherapie eignet sich sehr gut, um schwangere Frauen zu begleiten. Wir haben festgestellt, dass die Schwangerschaft problemloser verläuft, die Geburt meistens wesentlich schneller geht und die Neugeborenen wirklich außergewöhnlich sind, eben *Klangkinder.* An die Wirkungskraft der Delphine kommen wir dennoch nicht heran. Sie sind absolut unübertroffen. Wenn wir Klangtherapeuten eine schwangere Frau bespielen, verrücken wir spätestens ab dem vierten Monat die Knieschale zu den Beinen und die Bauchschale zu den Knien.

Die Bauchschale stehen zu lassen, wäre für das heranwachsende Kind viel zu heftig, da es ja ab viereinhalb Monaten alles hört und die Schwingung zu stark wäre. Die Klanganwendung schadet dem Kind im Mutterleib in keinster Weise. Die Kleinen reagieren genauso wie die Erwachsenen, manche lieben die Gongs, andere weniger. Sie drehen sich dann im Mutterleib oder strampeln mal kurz. Das Gleiche gilt für all die anderen Instrumente, Klangschalen, Zimbeln, Glocken. Es ist eine außergewöhnliche und wunderbare Möglichkeit, werdende Mütter zu begleiten. Mutter und Kind bekommen Energie, sind in ihrer Mitte, entgiften nebenbei und fühlen sich rundum wohl und glücklich.

Fallbeispiel verfrühte Wehen:
Der Klang bringt alles in Ordnung, aus Disharmonie wird Harmonie.
Eine werdende Mutter ließ sich wegen zu früh einsetzender Wehen von uns behandeln. Aus dem Kind wäre ein Frühchen geworden. Es hätte somit eine schwere Zeit in einem abgeschirmten Bett verbringen müssen, was für die Psyche sehr schädlich ist. Die werdende Mutter kam zur Klanganwendung, die Wehen hörten auf und alles beruhigte sich wieder. Das Kind kam zu der ganz normal berechneten Zeit auf die Welt.

Ungewollt kinderlos

Es gibt viel mehr Paare, welche ungewollt kinderlos sind, als in der Öffentlichkeit bekannt ist. Weltweit haben sich bereits viele Selbsthilfegruppen gegründet, in denen sich Paare austauschen, über verschiedene Therapieformen sprechen, Erfahrungen weiter geben und sich gegenseitig trösten. Die Paare leiden sehr darunter und viele Beziehungen scheitern daran. Der schulmedizinische Weg ist häufig die letzte Hoffnung. Er kostet der Partnerschaft oft sehr viel Kraft und Nerven, vor allem, wenn wieder einmal ein Versuch scheitert. Ebenso ist dieser Weg mit hohen Kosten verbunden.

Fallbeispiel:
Ein Paar besuchte unser Klangseminar, um die Anwendungsformen mit Klangschalen und Gongs zu lernen. Als ich das Thema *ungewollt kinderlos* anschnitt und erklärte, dass es selbst mit nur einer oder zwei Sitzungen zur Schwangerschaft kommen kann, wurden die beiden hellhörig. Sie bekamen wie jeder Teilnehmer eine Einzelsitzung und baten mich vor Ende des Seminars nochmal um eine Paarbespielung. Das habe ich sehr gerne gemacht, ohne wirklich genau zu wissen, was tatsächlich dahinter steckt. Im Nachhinein erfuhren wir, dass das Paar seit langem erfolglos versucht, schwanger zu werden. Der schulmedizinische Weg funktionierte nicht. Unser Seminar und die Klangsitzungen haben ihnen dagegen geholfen und so wurde ein wundervolles »Klangkind« geboren.

Ich könnte hier noch so viele Fallbeispiele bringen, aber sie wissen jetzt, dass es funktionieren kann. Ich kenne kein einziges Paar, bei dem der Klang nicht wirkte und der ersehnte Kinderwunsch ausblieb. Es funktioniert deshalb so gut, weil während der Sitzung eine Entgiftung stattfindet, eine hohe Energie zugeführt und die Zellschwingung enorm angeregt wird. So kommt es zum Einklang mit der Schwingungsform. Zudem werden alte Programmierungen gelöscht und durch positive ersetzt.

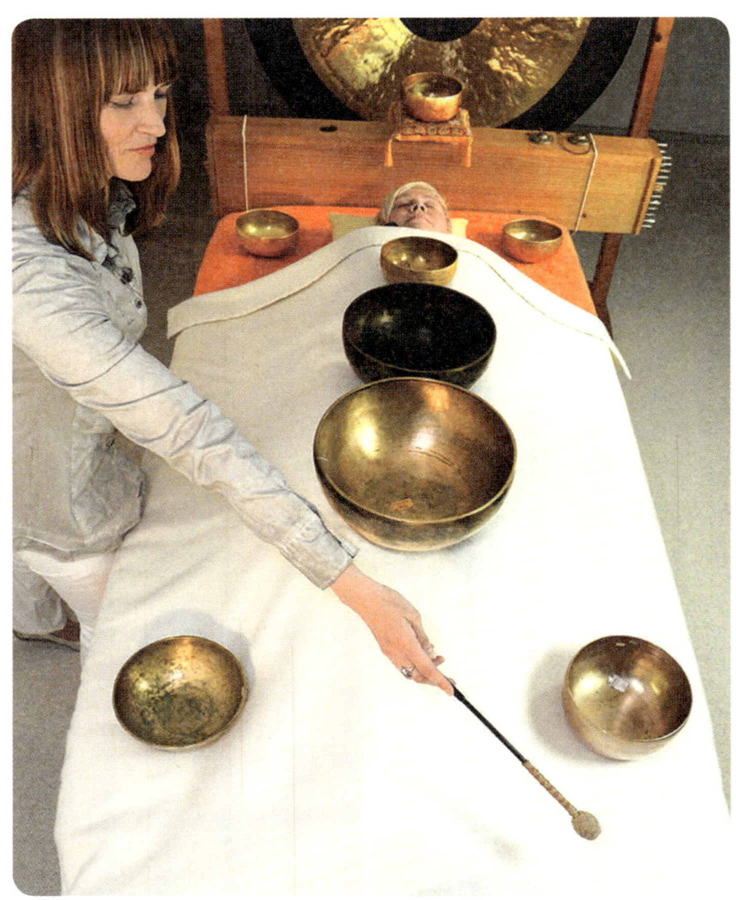

Paarbespielung

Ein absolutes Highlight. Das Paar legt sich auf zwei eng nebeneinander stehende Klangliegen auf den Rücken und wird bequem zugedeckt. Etwa einen Meter hinter dem Kopfbereich befinden sich zwei große Tam-Tam Gongs, am Fußende je zwei große Feng-Gongs. Nun wird das System gespielt: Etwa fünf Minuten lang die Klangliege, danach werden die Tam-Tam Gongs sanft hochgefahren und die Tibetische Glocke eingesetzt. Anschließend stellen wir die Knieschalen auf und spielen sie sanft an.
Während diese klingen, werden bei jedem weitere neun Klangschalen aufgestellt. Somit sind insgesamt 18 Klangschalen mit unterschiedlichen Grund- und Obertönen im Einsatz. Nun greift das System der Monotonie und der Halbtöne. Die Sitzung dauert etwa 40 Minuten, in denen das Paar eine sehr tiefe Entspannung, ähnlich einem Trancezustand, erlebt. Zusätzlich verwenden wir noch kristalline Klänge in Form einer Kristallharfe und Kristallpyramiden, unter anderem der größten originalen Kristallpyramide, die momentan auf dem Markt ist.

Die Paarbespielung ist sehr heilsam, sanft und dennoch kraftvoll. Wir verzeichnen derzeit einen großen Zulauf mit außergewöhnlichem Erfolg. Durch die perfekte Synchron-Bespielung potenziert sich die Energie in ungeahnter Weise. Beide Herzschalen schwingen auf Cis. Der Cis-Ton, 136 Hertz, ist der heilige OM-Ton, der als Urschwingung erkannt wurde.

So öffnen sich während der Bespielung die Herzen der beiden Menschen, die nebeneinander liegen. Halleluja, welche Chance! Dies gilt natürlich auch für Einzelanwendungen, auch hier greift die Herzschale in Cis.

Die gesamte Sitzung wird von meiner Partnerin und mir synchron gespielt. Sie bespielt die männliche Person und ich die weibliche.

Diese Klanganwendung ist gut geeignet

- für Paare, die sich gefunden haben und sich in der Gegenwart eine neue Zukunft gestalten möchten
- für Paare, die sich etwas Wunderschönes gönnen möchten
- für Paare, die sich in einer kritischen Phase befinden und den Wunsch haben, sich neu zu entdecken
- für Paare, die sich lösen und neu orientieren möchten
- für Paare, die einen unerfüllten Kinderwunsch haben
- für Paare, die schon lange miteinander leben und eingefahrene Muster erkennen und lösen wollen
- für gleichgeschlechtliche Paare
- für Paare, die aus dem Alltag heraustreten möchten
- für ein verlängertes Wochenende, um Klang und Natur zu genießen und zu erfahren

Sterbebegleitung

Viele Menschen habe in der Phase des Ablebens Angst vor dem, was nun kommt. Deshalb wird oft verzweifelt versucht, an dem festzuhalten, was einem vertraut ist. Auch wenn der gesundheitliche Zustand unangenehm und schmerzhaft ist. Sie haben Angst vor der Hölle, vor dem Fegefeuer, oder dass dann gar nichts mehr ist.
Sterben gleicht der Geburt. Auch hier findet eine Trennung statt. So kann wieder das Thema Schuld greifen und der Selbstwert sinkt in den Keller. Wir alle haben rückblickend auf unser Leben andere Menschen verletzt, mal leicht, mal schwer. Und schon greift wieder die Schuld, welche viele Religionen verstärken, um ihre Schäfchen klein zu halten. In Wirklichkeit geht es um nichts anderes, als um Erfahrungen in allen Bereichen zu machen. Mal war man selbst Opfer, dann auch wieder Täter. Es geht immer ums Verzeihen, sich selbst und anderen. In der Phase des Wandels sind Loslassen, Vergeben und Vertrauen angesagt. Es gibt keinen Tod, denn wir sind und werden immer sein. Der Klang hilft dem Menschen in der Sterbephase, sanft und friedvoll zu gehen, um einen anderen Seinszustand zu erkennen und zu erleben. Alle Lebewesen, Menschen, Tiere und Pflanzen, sind dankbar, wenn sie in dieser Phase des Seins begleitet werden.

Auch hier spielen wir mit Klangschalen, der Zimbel und Glocke das beschriebene System. Die großen Gongs lassen wir jedoch weg, da bei den Menschen vor Ort häufig der Platz nicht ausreicht. Viel wichtiger sind hier die hellen und sanften Klänge.

Bei jeder Sterbebegleitung, die ich durchgeführt habe, konnte ich bereits nach der ersten Sitzung feststellen, dass der Bespielte einen glückseligen

Eindruck machte, dankbar war und viele seiner Ängste loslassen konnte. Die zweite Sitzung wird gleich am nächsten Tag durchgeführt. Hier ist erfahrungsgemäß zu beobachten, dass der Klient bereits ein Stück von dieser Welt, wie wir sie kennen und wahrnehmen, entrückt war. Viele erzählen, dass sie zwei weiße Engel und viel helles Licht gesehen haben. Dies ist die Phase der Selbstvergebung, ein geistiges Verabschieden von allen lieben Menschen. Dies ist ein ganz besonderer gnadenvoller Akt.
Am nächsten Tag erfolgt eine weitere Klangreise. Ich habe es noch nie erlebt, dass jemand während einer Sitzung verstorben ist. Die meisten Menschen gingen kurze Zeit später, zwei bis drei Stunden nach der Klanganwendung. Die Angehörigen erzählen mir dann fast immer, dass der Sterbende völlig friedvoll und mit einem leichten Lächeln in den anderen Seinszustand überging. Es ist eine wundervolle Methode, Menschen zu begleiten. Nirgendwo anders habe ich in so kurzer Zeit eine Selbstverwirklichung und Vergebung des Wesens erlebt.
Es ist jedoch auch schon passiert, dass der Prozess des Wandels durch den Klang unterbrochen wurde und die bespielte Person sich wieder für das Leben in der gewohnten und vertrauten Form entschieden hat.

Fallbeispiel:
Hier möchte ich von einem Erlebnis berichten, dass ich nie vergessen werde: Ich wurde zu einer Frau gerufen, die etwa 74 Jahre alt war und ein schweres Leid trug. Ich hatte keine Zeit mehr, meine Klangschalen zusammenzupacken, denn der anwesende Arzt sagte, er komme in zwei Stunden wieder, um den Totenschein zu unterschreiben. Also griff ich mir eine sehr niveauvolle und ergreifende CD, Heaven Shamballah, und machte mich auf den Weg zu ihr. Als ich dort ankam, fand ich die Frau in einem großen Sessel, halb liegend, halb sitzend, vor. Ihre Augen waren geschlossen. Es

war Stille im Raum. Ich legte nun die CD ein und beobachtete die Frau. Ich konnte an ihrem Energiefeld erkennen, dass das Leben aus ihr entwich. Ich sah, wie ihre Seele den Körper verließ. Ich blieb im Raum sitzen und beobachtete weiter. Plötzlich, nach etwa fünf Minuten der wundervollen Musik, kam die Seele wieder zurück. Ihr Energiefeld, welches zuvor grau war, füllte sich nun wieder mit Farbe. Sie lebte danach noch zwei Jahre. In ihrem Ort erzählte man sich hinterher, dass ein Wunder geschehen ist.

Behandlung von Tieren

Auch bei Tieren ist Klang in dieser Form sehr wirkungsvoll. Kleintiere, wie Hamster und Hasen, lieben die Klangschalen. Nachdem sie die Klänge etwa fünf Minuten gehört haben, legen sie sich hin, machen sich ganz lang und triften in eine tiefe Entspannung ab. Auch sie erleben in der Tiefenentspannung, Heilung auf körperlicher und seelischer Ebene, da in diesem Zustand ihre Selbstheilungskräfte voll aktiviert sind. Was Kleintiere nicht vertragen, ist die Zimbel, die Glocke und die Gongs, das erschreckt sie eher. Katzen lieben die hohe Energie, welche durch den Klang entsteht. Sie verlassen nur sehr ungern den Klangraum. Obwohl Hunde ein wesentlich besseres Gehör haben als wir Menschen, vertragen sie alle Instrumente. Selbst, wenn die großen Gongs hochgefahren werden, mächtig und laut klingen, geben sie sich dem Klang hin, legen sich ab und entspannen ganz tief.

Fallbeispiel:
An dieser Stelle möchte ich einen außergewöhnlichen Fall mit einem großen Hund schildern. Mein Sohn hatte einen großen Hund, den er sehr liebte. Da er wusste, dass die Töne und Klänge den Tieren gut tun, bespielte er seine Hündin. Zwei Klangschalen stellte er auf ihren Körper, die anderen Schalen um das Tier herum Er spielte dabei 25 Minuten lang die genaue Abfolge des Systems. Seine Hündin war dabei völlig entrückt, bewegungslos und kaum mehr atmend im Hundehimmel angekommen. Dies hatte jedoch ungeahnte Folgen. Seine Hündin hatte sehr, sehr lange gebraucht, um aus der tiefen Entspannung wieder zurück in die Realität zu kommen. Selbst am nächsten Tag dauerte es, bis sie wieder einigermaßen laufen konnte. Ihr Wesen hatte sich irgendwie verändert. Sie war ruhiger und gelassener als zuvor. Etwa ein Jahr später wurde mein Sohn von

zwei kräftigen Jugendlichen überfallen und krankenhausreif geschlagen. Seine Hündin, die dabei war, hatte nicht eingegriffen. Selbst ein kleiner Hund hätte hier sein Herrchen oder Frauchen verteidigt.

Ich berichtete von diesem Ereignis in einem Seminar, in dem Teilnehmer waren, die gut mit Hunden umgehen konnten. Zuhause experimentierten sie mit verhaltensauffälligen Hunden, auch mit richtigen Beißern, und hatten großen Erfolg. Alle mit Klang behandelten Tiere veränderten ihr Verhalten und ihr aggressives Wesen. Dies sollte aber nur jemand tun, der sich wirklich mit Hunden auskennt und keine Angst hat. Auch bei großen Tieren kann diese Klangmethode sehr erfolgreich angewendet werden.

Eines Tages wurde ich zu einem Reitstall gerufen. Viele Pferde waren dort krank, der Tierarzt erschien fast täglich und der Reitbetrieb konnte kaum noch aufrecht erhalten werden. Als ich dort eintraf, waren die Pferde alle im Stall, es war gerade Futterzeit. Sie hatten ihre Lieblingsmahlzeit Hafer bekommen. Ich postierte mich in der Mitte des Stalles und stellte meine Klangschalen in der richtigen Anordnung auf einen großen Tisch. Als ich zu spielen begann, wurde es plötzlich ganz still. Alle Pferde hörten auf, den Hafer zu kauen, drehten sich um, sahen zu mir herüber und lauschten den sphärischen Klängen. Ich spielte etwa 30 Minuten dieses System. Viele Tiere hatten die Augen geschlossen, standen regungslos da und konnten ganz tief entspannen. Als ich zu spielen aufhörte, hielten sie noch etwa drei bis fünf Minuten inne, um sich schließlich wieder dem Hafer zuzuwenden. Am darauf folgenden Tag spielte ich auf der Pferdekoppel. Ich katte kaum begonnen, da umringten mich sämtliche Pferde, die sich dort befanden. Erst neugierig und schließlich andächtig lauschend. Ein unvergessliches Erlebnis für mich und für die großen Tiere.

Behandlung von Pflanzen

Pflanzen sind hochsensible Wesen, die harmonische Klänge lieben. Sie mögen klassische Musik, Bach, Beethoven, Mozart, und sie gedeihen dabei wunderbar. Man hat wissenschaftliche Versuche gemacht und dabei festgestellt, dass sie Musik von Sitar Ravi Shankar am meisten lieben. Sie wachsen regelrecht in Richtung Lautsprecherboxen. Die Sitar hat eine Unmenge von Obertönen. Die Pflanzen hören die Schwingung und lieben diese Vielfalt an Tönen und Obertönen. Sie fühlen jede Schwingung im Raum, übrigens auch von Menschen, die leiden oder keine gute Energie aussenden. Würde man eine Pflanze direkt neben eine WLAN-Box stellen, geht sie in kürzester Zeit ein, da sie diese Frequenzen nicht verkraftet.

Meine damalige Partnerin hat bei einem Umzug aus der Universität vergessen, eine Pflanze mitzunehmen. Acht Wochen lang hatte sie kein Wasser mehr bekommen. Meine Partnerin erinnerte sich plötzlich wieder an diesen Gummibaum und wir holten ihn. Er war bereits halb tot und komplett ausgetrocknet. Ich habe die Pflanze gegossen, sie in meinen Klangraum gestellt und bespielt. Der Gummibaum erholte sich sofort, strotzte vor Energie und wuchs das ganze Fenster zu.

Stellt euch eine blühende Waldblumenwiese vor. Würden wir sie nicht nur sehen, sondern hören können (mit speziellen Geräten und Verstärkern ist dies möglich), so würden wir nicht mehr weggehen wollen. Es ist ein prachtvolles Orchester mit einem unglaublichen Spektrum an Tönen und Obertönen, die im Einklang schwingen. Die Wiese würde uns mit ihren Klängen verzaubern und entrücken.

Landschaftsheilung

Natürlich ist die Erde in der Lage, sich selbst zu heilen, so wie wir das auch können, wenn wir uns dessen gewusst sind. Dennoch können wir, insbesondere mit dem Klang, dem Wohl der Landschaft und unserer Erde dienlich sein. Es gibt Orte, an denen viel Leid haftet. Dort haben vielleicht Morde oder ganze Schlachten stattgefunden. In Ländern, in denen ständig Krieg herrscht, ist eine sehr niedrige Schwingung wahrnehmbar. Wenn wir an einem solchen Platz den Klang nach beschriebener Methode einsetzen, erhöht sich messbar die Schwingung.

Am 1. Mai 2011 fand die größte Erdheilung in Bischofsgrün, dem Herzchakra der Erde, statt. Sie war gekoppelt mit dem gesamten Leben in und auf der Erde.

Einhundertdreißig Klangtherapeuten aus ganz Deutschland und Europa fanden sich ein, um mit dieser Klangtherapie das Herz der Erde, der Menschen und aller Kreaturen zu öffnen. Die Idee dazu hatte der spirituelle Lehrer Drunvalo Melchizedek. Über ein Video bat er die Menschen, Heiler auf der ganzen Welt, sich an ihrem Wohnort zusammenzuschließen, so dass es jeweils mindesten 101 Heiler waren, die sich zur Meditation, zum Trommeln oder zu Ritualen trafen.
Ziel war es, die Herzen der Menschen und der Erde zu öffnen, um die *Liebe* ins morphogenetische Feld zu speisen. Eine außergewöhnliche Idee und wir waren mit dabei. Meine Partnerin Claudia Weber und ich organisierten ein halbes Jahr lang, so dass dieses geplante Ereignis mit *Klang* stattfinden konnte. Innerhalb kürzester Zeit meldeten sich 130 Spieler an, die 101 hatten wir schnell geknackt. Organisation und Vorbereitung wa-

ren eine ganz schöne Herausforderung. Sieben Tonnen Sand mussten in Säcken verpackt werden, um die Gongständer zu halten, denn wir spielten in 800 Meter Höhe, dort kann es sehr windig sein. Viele Voranmeldungen und der Kartenvorverkauf mussten erledigt werden, Toilettenwagen organisiert und Absperrungen bewerkstelligt werden. Zudem galt es, Anrufer zu beruhigen, die fragten: *Was ist, wenn es regnet?* Wir haben immer geantwortet: *Es wird schön und das Ereignis findet statt!* Vor dem 1. Mai 2011 war es kalt und es regnete ständig – unser Vertrauen wurde ganz schön stark auf die Probe gestellt. Der 1. Mai war da, es war stark bewölkt und windig. 130 Spieler bauten nun ihre Gongständer auf, legten ihre Sandsäcke darauf und stellten ihre Klangschalen auf die Wiese. Es waren schließlich etwa 280 große Gongs mit einem Durchmesser von 90 bis 130 Zentimeter und über 1000 Klangschalen auf dem Berg über Bischofsgrün kreisförmig aufgebaut.Ein Anblick, den ich nie vergessen werde.

Bevor wir mit diesem weltweit einzigartigen Klangkonzert starteten, eröffnete ein Dudelsackspieler mit einem herzöffnenden Musikstück die Veranstaltung. Danach flogen 80 weiße Tauben in die Luft und umkreisten den außergewöhnlichen Schauplatz.
Mit den ersten Gongschlägen riss der Himmel auf, die Wolken waren wie weggeblasen und die Sonne schien direkt auf den Platz. Der Wind wehte noch, aber es schien, als träge er die Klänge und die Liebe um die ganze Welt!

Die Spielerinnen und Spieler gaben alles, sie gingen sichtlich auf in diesem Klang. Sie waren Eins mit Allem! Als diese 280 Gongs zum Schluss noch einmal hochgespielt wurden und zu ihrem höchsten Volumen klangen, beendeten wir das Konzert. Nun war lange Zeit Stille.

Plötzlich begannen die Vögel über den Platz zu fliegen, sie umkreisten ihn und sangen ganz laut in den schönsten Tönen. Hunde, die dabei waren, tollten herum und waren außer Rand und Band. Die 200 Teilnehmer, die in dem Kreis lagen, standen langsam auf. Sie gingen aufeinander zu und umarmten sich, mit Glücktränen überströmt, ohne sich zu kennen. Es war einer der schönsten Momente, die ich in meinem Leben erfahren durfte.

Die wahre Liebe ist in uns und sie wird
immer in uns sein.

Wir haben unsere Aufgabe erfüllt und die Liebe hervorgeholt. Sie war schon immer da und jetzt durften wir sie wieder finden.

Halleluja! Welch ein Moment –
welch eine Erkenntnis! Heilung pur!

Alles ist Schwingung! Wir erreichen mit unserem schöpferischen Klang auch Gewässer und Seen, die schon gekippt sind. Es funktioniert wunderbar und lässt sich wissenschaftlich nachweisen.

Wir nehmen hierfür eine große Isomatte, schneiden dort, wo die Klangschalen platziert werden, Löcher hinein, legen die Matte ins Wasser und stellen die Klangschalen darauf. Klangschalen schwimmen im Wasser. Damit sie nicht wegschwimmen, sind sie auf der Isomatte mit Löchern fixiert. Nun beginnen wir, das System zu spielen. Das Wasser, welches ja Informationsträger ist, beginnt zu vibrieren und trägt diese Schwingung selbst über einen großen See weiter. Die Information dieser Klänge wirkt sofort und wir sind Zeuge einer wunderbaren Heilung.

Eine Landschafts- und Erdheilung erfährt und erlebt man, wenn man diesen Klang in Höhlen spielt. Dort machte ich die außergewöhnlichsten Klangerfahrungen. Der Verstand will alles erklärt haben, doch noch weiß ich nicht, warum dies so ist. Ich konnte und durfte es einfach oft erleben.

Die Teilnehmer einer internationalen Gruppe nahmen einmal an einer Höhlenbespielung teil. Sie waren derart begeistert, dass sie dieses Erlebnis nie mehr vergessen werden. Der Klang verändert die Wahrnehmung in einem unglaublichen Maße. Mit geschlossenen Augen sind Farben, Szenen aus dem jetzigen und vergangenen Leben in einer unglaublichen Präzession wahrnehmbar. Eine aus Russland stammende junge Studentin schrieb mir nach zwei Jahren, dass sie das Klangerlebnis in jener Höhle nie vergessen könne.

Ich freue mich jetzt schon auf die Balver Höhle im Sauerland, eine der größten Höhlen Europas. Dort wollen wir demnächst mit zwölf Klangtherapeuten spielen. Wer weiß, was mit den 2000 Menschen, die darin Platz haben, der Landschaft und der Erde dann passiert? Lassen wir uns überraschen. Eine spannende Zeit hat begonnen!

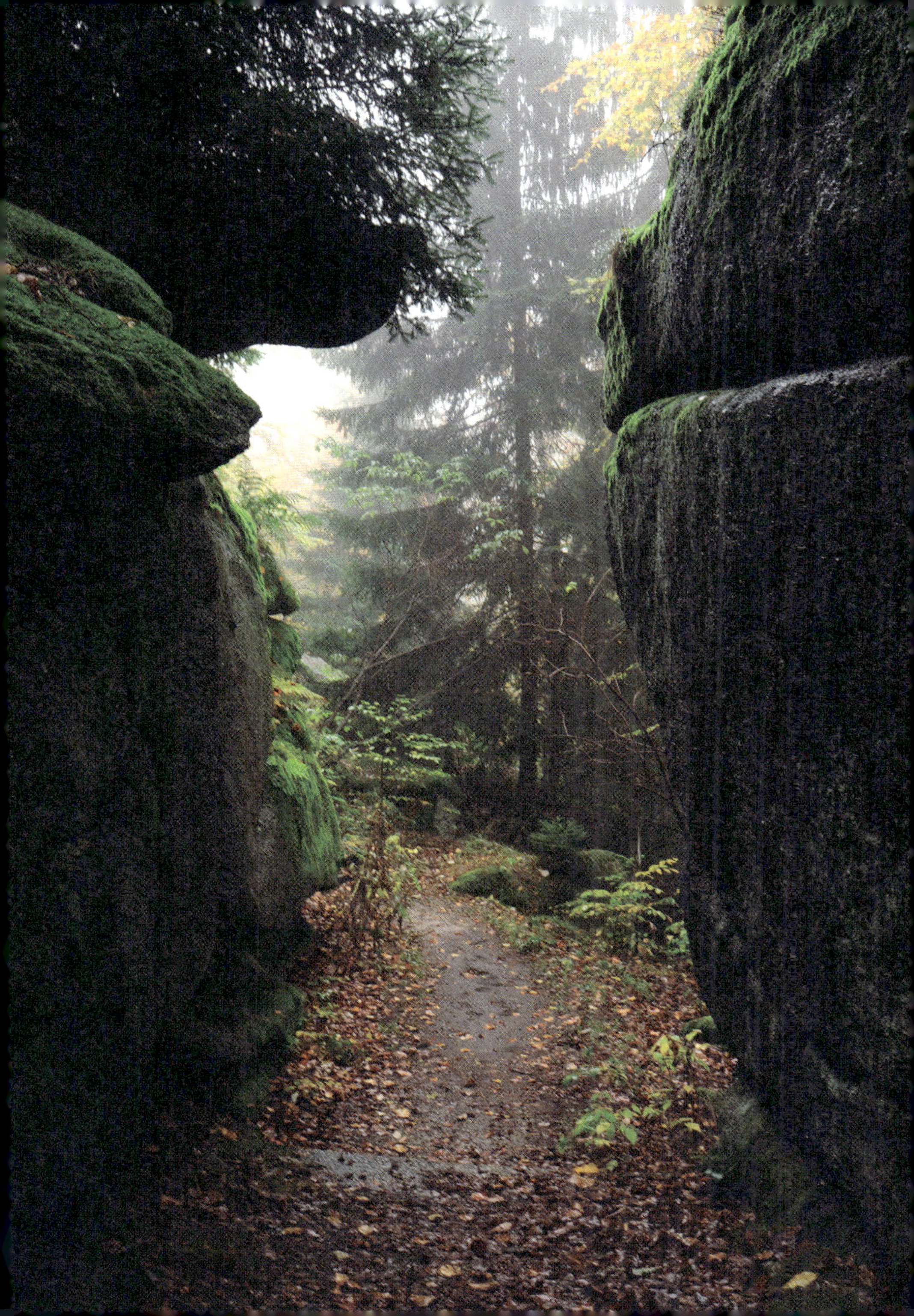

Häuser- und Gebäudereinigung

Bei einem sehr großen Gebäude empfiehlt es sich, die neun Klangschalen, Zimbel und Glocke sowie die großen Gongs und den Handgong mitzunehmen. Bei einem normalen Wohnhaus sind die großen Gongs nicht unbedingt notwendig.

Der Ablauf:
Man sucht sich den zentralen Platz im Hause aus, baut dort die Klangschalen auf einem Teppich oder einer Decke auf. Nun spielt man das System so, als würde ein Mensch dort liegen. Nach Beendigung dieser Sitzung nimmt man einen sehr guten Weihrauch, Salbei reicht hier nicht aus, am besten einen Weihrauch aus dem Himalaya.

Vor einer Hausreinigung sage ich den Bewohnern, sie sollen ihren Keller, Dachboden und sonstige Räume entrümpeln und sich von Dingen trennen, die sie nicht mehr brauchen. Unnötiger Ballast sollte vor der Reinigung entfernt werden. Zunächst gehe ich mit dem Handgong spielend, dann mit dem Weihrauch vom Keller bis zum Dach in jedes Zimmer. Die Fenster und Türen bleiben noch geschlossen. Nun nehme ich die Zimbel und beginne das gleiche Ritual wie beschrieben, hierbei öffne ich alle Fenster und Türen. Anschließend werden wieder alle Zimmer vom Keller bis zum Dach geschlossen. Nun empfehle ich, an diesem zentralen Platz ein erhebendes Musikstück zu spielen. Mozart, Bach, Beethoven oder Vangelis werden dem gerecht. Die viele Laufarbeit, der Klang und das Räuchern haben sich letztendlich gelohnt, das Haus erstrahlt anschließend regelrecht in einem neuen Glanz, die Energie hat sich hoch potenziert.

Klangtherapie bei den sogenannten Krankheiten der Menschen

Die Ursachen der sogenannten Krankheiten entstehen durch Konflikte, die wir erleben und durchleben. Wem es gelingt, gelassen und tolerant sich selbst und anderen gegenüber zu sein, ist kaum anfällig für Symptome. Dessen Immunsystem ist wesentlich stärker.

Unser Körper ist immer auf Selbstheilung programmiert. Taucht ein Symptom auf, reagiert unser Körper, nicht mit Krankheit sondern mit einer Heilungsphase, die manchmal auch schmerzhaft sein kann.
Unser Körper will sich immer selbst heilen. Wenn wir ihm mehr vertrauen und der Angst sowie negativen Gedanken keine Macht geben würden, wäre der Heilungsprozess wesentlich schneller abgeschlossen.
Es wird Zeit für eine neue Medizin, aus Krankenhäusern sollten Gesundheitshäuser werden. Ärzte sollten nicht nur das Symptom behandeln, sondern Ursachenforschung, gemeinsam mit dem Patienten, betreiben.

Grundsätzlich sollte man wissen, dass hinter jedem Symptom eine seelische Ursache zu finden ist. Durch die Erfahrung, die ich in dieser langen Zeit gesammelt habe, konnte ich zwei Hauptursachen erkennen, welche zum Unwohlsein, zur Krankheit oder auch zum Unglücklichsein führen.

Es sind die zwei »B«. Das erste »B« steht für Beruf und Berufung, das zweite »B« steht für Beziehung in vielerlei Hinsicht.

Ich habe es am eigenen Leib erlebt. Es hat lange gedauert, bis ich meine Berufung erkannt habe und schließlich lebte. Seit ich sie angenommen habe und voll und ganz dahinter stehe, bin ich authentisch, erfolgreich und gesund. In verschiedenen Beziehungen durfte ich sehr viel lernen. Ich konnte erkennen, dass man nur sich selbst verändern kann und nicht den Partner. Wenn man seinen Partner annimmt, so wie er eben ist, so kann auch ich mich annehmen, wie ich bin.

Eine Beziehung ist dann glücklich, wenn sich beide wohlfühlen und zueinander stehen. Ist jemand in der Beziehung, in der er lebt, unglücklich und verändert nichts, kann es zu schweren Symptomen kommen. Wenn sich ein Partner unglücklich fühlt, sollte er sich rechtzeitig helfen lassen, noch bevor er Symptome entwickelt. Überall finden sich gute Paartherapeuten, Psychologen oder Psychotherapeuten, auch Klangtherapie ist eine große Hilfe.

Wenn ich meinen Beruf oder meine Berufung liebe und dazu noch eine glückliche Beziehung lebe, ist es eher unwahrscheinlich, dass sich eine Krankheit manifestiert.

Schwierig ist es hingegen, wenn Beruf und Beziehung nicht stimmen, hier sollte man sich auf jeden Fall Hilfe holen und Mut zur Veränderung entwickeln. Ist jemand mit seiner Tätigkeit unzufrieden, sollte er erst einmal in die Stille gehen und sich die Frage stellen: »Wo sind meine Gaben? Was würde ich denn wirklich gerne tun? Vielleicht kann ich auch ein Hobby, das ich gerne mag, beruflich umsetzen?«

Was Beziehung anbetrifft, sollte ich einfach nur wissen, welchen Partner ich anziehen möchte, mit wem ich mein Leben wirklich teilen und dran wachsen möchte. Wenn ich weiß, was ich will, ziehe ich dies nach dem Gesetz der Resonanz automatisch an. Eine Beziehungsstörung muss nicht nur auf den Partner bezogen sein, es kann auch ein gestörtes Verhältnis zur Mutter, dem Vater, dem Bruder, der Schwester oder einem nahen Verwandten sein. Hier geht es meist um Vergebung, mir selbst gegenüber und auch der Person, die mich verletzt hat.

Sprechen wir nun über die Volkskrankheiten, welche immer mehr ansteigen. Weit vorne ist die Depression zu finden. Laut einer aktuellen Apothekenumfrage betrifft sie 75 Prozent der Bürger, den einen mehr, den anderen, weniger. Doch bei dieser hohen Zahl kann man nicht mehr von einer vorübergehenden Winterdepression sprechen.

Wir unterscheiden zwei Arten von Depression: Einmal die endogene Depression, eine Niedergedrücktheit, die von innen kommt und meist einen schweren Verlauf nimmt. Sie ist oft genetisch und familiär bedingt ist. Zum anderen haben wir die exogene Depression, bei der die Niedergeschlagenheit von außen auf die Betroffenen wirkt. Beginnen wir erst mit der leichteren Form, der exogenen Betroffenheit. Ein Fallbeispiel, welches ich erlebt habe, zeigt dies am besten.

Eine Frau reiferen Alters, kam zu einer Einzelsitzung zu mir. Sie erzählte, dass sie bereits seit zehn Jahren depressiv sei und es nicht schaffe, dieser Niedergedrücktheit zu entkommen. Auf die Frage, was vor zehn Jahren geschah, konnte sie sofort antworten. Ihr Mann hatte damals eine Geliebte, sie fühlte sich zurückgesetzt und war nur noch für den Haushalt, das Kochen und den täglichen Pflichten zugeordnet. Ihr Selbstwert hat sehr gelitten. Ich habe ihr geraten, sich aus der Beziehung zu lösen und völlig neu zu beginnen.

Bereits nach der ersten Klanganwendung verließ sie die Niedergedrücktheit. Sie fühlte sich nun energetisch neu aufgeladen und wirkte fast schon euphorisch. Ihr hat die Klangsitzung so gut gefallen, dass sie eine Woche später wieder einen Termin vereinbarte. Nach der dritten Klanganwendung sagte sie mir, dass es ihr so gut gehe wie nie zuvor und sie bereit sei für ein neues, erfüllteres Leben. Sie erklärte, dass sie nur noch sechs Wochen zu arbeiten habe und dann ihre Rente bekäme. Für diese Zeit buchte sie wöchentlich eine Klangsitzung, um stabil zu bleiben und die Weichen für ihr neues Leben zu stellen. Sie hat es geschafft, trennte sich von ihrem Partner, zog in eine andere Stadt und genoss das Leben. Eineinhalb Jahre später rief sie mich an und teilte mir mit, dass es ihr immer noch sehr gut gehe und sie bedankte sich für den Klang und die schönen Gespräche.

Es muss nicht immer gleich eine gravierende Veränderung im Leben sein, manchmal reicht es, seine Gedanken neu zu ordnen und umzudenken. Bei Dingen, die ich nicht verändern kann, genügt oft ein anderer Blickwinkel. Eine Psychologin, die bei mir die Ausbildung zur Klangtherapeutin machte, erzählte mir, dass bei einer exogenen Depression bereits eine Klanganwendung ausreiche, um den Menschen von der Niedergedrücktheit zu befreien. Ihre Klienten dankten es ihr sehr, werden dennoch weiter von ihr betreut, bis ihr Lebensdasein wieder von Freude erfüllt ist.

Die endogene Depression lässt sich am besten mit folgendem Beispiel erklären: Ein älterer Mann wurde von seiner Frau zu mir gebracht. Er war bereits so tief in der Depression, dass er kaum noch sein Zimmer verließ und nicht mehr Autofahren konnte, auch seiner Arbeit ging er nicht mehr nach. Er erhielt von seinem Arzt entsprechende Medikamente, die ihm jedoch kaum halfen, sein Leben wieder lebenswert zu gestalten. Nach der ersten Klanganwendung ging es ihm energetisch schon besser. Wir vereinbarten eine Sitzung pro Woche. Bereits nach der dritten Klangsitzung

konnte er wieder selbst Auto fahren, immerhin 100 Kilometer zu mir. Dieser Klient war nun offen für Gespräche. Er erzählte mir, dass bereits bei seinen Großeltern Depressionen zum Leben gehörten. Seine Tochter litt ebenfalls darunter und beging Selbstmord. Ich sagte ihm, dass er bis zur nächsten Sitzung alle Themen, die ihn bedrücken, aufschreiben soll. Dies tat er bereitwillig und brachte mir zum nächsten Klangtermin einen Katalog von 57 Punkten mit.
Das war nun doch sehr viel, so sprachen wir zunächst einmal darüber, was ihn am meisten beeinträchtigte. Nun, es war seine Tochter, die seiner Meinung nach als erfolgreiche Yoga-Lehrerin kein normgerechtes Leben führt. Ich erklärte ihm, dass seine erwachsene Tochter an ihrem Beruf doch Spaß habe und ihn gerne ausübe. Er solle sich nur noch um sich kümmern und sich in das Leben anderer Menschen nicht mehr einmischen. Er hat es schließlich eingesehen und als er das nächste Mal kam, waren es nur noch drei Punkte, die ihm Schwierigkeiten bereiteten. Auch diese konnten wir im Gespräch aufarbeiten.

Die Klangsitzung gab ihm sehr viel Energie und er konnte bereits gut loslassen. Seine Hausaufgabe war nun, sich um sich selbst zu kümmern, viel in die Natur zu gehen und alles zu tun, was ihm Spaß macht. Sein Leben veränderte sich sehr positiv, von Niedergedrücktheit war keine Spur mehr. Ihm ging es so gut, dass er nur noch alle 14 Tage zu einem Termin kam, schließlich alle vier und dann alle sechs Wochen.

Ich habe gelernt und erfahren, dass es wichtig ist, einem Menschen, der unter endogener Depression leidet, langfristig zu begleiten, um einen Rückfall zu vermeiden. Meldet sich ein Klient über einen längeren Zeitpunkt nicht mehr, so melde ich mich. Entweder schreibe ich ihm eine

Karte oder rufe ihn an, ohne aufdringlich zu sein, frage ihn, ob es ihm noch gut geht und ob alles in Ordnung ist. Der Alltag ist sehr mächtig und kann einem leicht zur Falle werden, ohne dass man es gleich merkt. Bei der endogenen Depression kann ein Rückfall schwerwiegende Folgen haben, denn der Selbstwert geht dabei auf null, die Suizidgefahr ist sehr hoch.

Die nächste Krankheit, die ich beschreibe, kann man ebenso als *Volkskrankheit* bezeichnen, da sie immer mehr Menschen, selbst jüngere, betrifft. Der Krebs.

Die Diagnose Krebs erschüttert jeden, denn hier wird man augenblicklich mit dem Tod konfrontiert. Wenn der Arzt eine Krebserkrankung diagnostiziert, so nehmen wir diese Aussage an. Die Menschen leben nun in der Angst, sind überfordert und beschäftigen sich nur mehr mit der Krankheit, also geben ihr auch den nötigen Raum und die Aufmerksamkeit. Die Schulmedizin trennt den Körper und die Psyche. Der Arzt verschreibt bei den unterschiedlichen Symptomen Medikamente oder andere Anwendungen, die auf den Köper bezogen sind. Wenn notwendig, wird eine Operation angeordnet. Der Psychologe oder Psychotherapeut kümmert sich um das seelische Leid oder um Verhaltensauffälligkeiten. Hier gibt es Medikamente, Zuwendung und Rat.
Der Mensch sollte jedoch ganzheitlich betrachtet werden, um schließlich die ein oder andere Therapie zu verordnet zu bekommen.

Die am häufigsten vorkommende Krebsart bezieht sich auf den Magen-Darmtrakt. Eine Operation ist oft unumgänglich, die meist anschließende Chemotherapie ist eine große Herausforderung für den Betroffenen.

Vielen Menschen durfte ich in dieser schweren Lebensphase mit dem Klang begleiten, ihnen Mut zusprechen, damit sie den Glauben auf Besserung nicht verlieren. Kurz vor einem Operationstermin gebe ich häufig Klangsitzungen, damit die Angst der Stärke weicht, die Patienten mehr Energie haben und den Eingriff besser überstehen können.
Wenn möglich, folgt nach der OP eine erneute Anwendung, ebenso zwischen den Chemotherapien, so dass sich das Immunsystem wieder aufbauen kann. Dabei haben wir die Erfahrung gemacht, dass alle, die sich mit dem Klang in dieser Phase begleiten ließen, wesentlich schneller genesen sind, als andere, die zeitgleich mit dem gleichen Krankheitsbild behaftet waren. Natürlich sollte man nun die seelische Ebene mit einbeziehen. Wie war es möglich, dass ich diese Erkrankung bekommen habe?

Ich durfte viele Menschen in dieser schweren Lebensphase begleiten, meist sehr erfolgreich. Viele entschieden sich zu einer schulmedizinischen Behandlung, die sie mit alternativen Heilmethoden wie dem Klang kombinierten. Ich kenne jedoch auch Fälle von Krebspatienten, die bei einer ausschließlich alternativen Heilmethode verstorben sind.

Die Gefahr bei der Diagnose *Krebs* besteht darin, dass der Betroffene nur noch an die Krankheit denkt und ihm die Angst im Nacken sitzt. Deshalb kann man ihn auch nur schlecht loswerden.
Irgendwann verliert der Körper so die Kraft, sich selbst zu heilen und gibt auf. Der Geist erschafft die Materie. Unsere Gedanken sind immer ein schöpferischer Akt, vor allem wenn Emotionen sie begleiten.
Ich habe auch andere Erfahrungen machen dürfen, selbst bei Brustkrebs. Frauen, die mir sagten, dass sie voller Vertrauen sind, dass sie durch die Klangsitzung und den Gesprächen wieder heil werden.

Sie waren wesentlich lockerer und bauten weniger Ängste auf. Prompt waren nur zwei bis drei Klangsitzungen notwendig und der Brustkrebs verabschiedete sich komplett.

Schilderung eines scheinbar aussichtslosen Falles:
Ein Mann, knapp 40 Jahre alt, erhielt die Diagnose Leukämie und zudem Muskelschwund. Seine Frau, die er sehr liebte, hatte ihn verlassen. Ein anderer Mann zog sie in seinen Bann. Er musste das Haus und seine zwei geliebten Kinder verlassen. Er war in einem absoluten Schockzustand und sah keinen Lebensinhalt mehr. Wie der sogenannte Zufall es wollte, landete er im Schlossbereich, wo ich damals wohnte. Er konnte sich nur ein Erdgeschosszimmer leisten, einerseits aus finanziellen Gründen, andererseits weil er keine Treppen mehr steigen konnte. Vier Wochen lang konnte er die Menschen beobachten, die zu mir kamen und nach einer Klangsitzung strahlend den Schlosspark verließen. Schließlich fragte er mich, ob ihm der Klang auch helfen könne. Ich antwortete ihm, er solle es versuchen, schließlich habe er nichts zu verlieren.
Ich gab ihm in der ersten Woche täglich eine Klanganwendung. Da er sich auch schulmedizinisch behandeln ließ und ständig seine Werte erfuhr, geschah folgendes: Nach vier Behandlungen stieg die Anzahl der Leukozyten noch stärker an. Ich war völlig frustriert und beschämt, diesem gutmütigen Menschen nicht helfen zu können. Da kam eine innere Stimme tief aus meinem Herzen und sagte mir, *Walter mach weiter und vertraue.* In der ersten Woche gab ich ihm fast täglich eine Klangsitzung, in der zweiten alle zwei Tage und in der dritten Woche alle drei Tage. Als er schließlich wieder seine Werte untersuchen ließ, war das Ergebnis unglaublich positiv. Die Leukozyten waren gesunken und befanden sich im unteren grünen Bereich. Welche Freude! Wir bestiegen beide einen Berg,

der auch für gesunde Menschen eine Herausforderung war. Da wussten wir, die Leukämie und der Muskelschwund waren geheilt, vergessen und vorbei. Ein unglaubliches und doch reales Erlebnis wurde offenbart.

Ein weiterer interessanter Fall, den ich erleben durfte:
Ein Mann, der gerade in die Rente kam und nun seinen Lebensabend genießen wollte, erhielt von der Schulmedizin die Diagnose Knochenkrebs. Die Ärzte erklärten ihm, dass die Aussichten auf Heilung sehr gering seien. Er machte sich nun auf die Suche nach alternativen Heilmethoden und landete schließlich bei mir. Diesen Fall vergesse ich nie, denn obwohl er eine so harte Diagnose bekommen hatte, verhandelte er mit mir, wie viele Sitzungen den notwendig wären, damit er eine Chance habe. Er war ein sehr sparsamer Mensch. So einigten wir uns auf vier Klangsitzungen pro Woche. Ich nahm die Herausforderung an, unter der Voraussetzung, dass er sich eine CD kaufte, auf welcher der genaue Ablauf einer normalen Klangsitzung abgespielt wird. Da er ja bereits eine reale Klangsitzung bekam, erinnert sich das Unterbewusstsein beim Abspielen dieser CD. Seine Hausaufgabe lautete, jeden Abend vor dem Einschlafen die Klang-CD zu hören. Dies hat er auch durchgeführt.
Nach der vierten Klanganwendung hatte er einen Untersuchungstermin bezüglich seiner Blutwerte. Das Wunder geschah! Die Werte waren im grünen Bereich und der Knochenkrebs hatte sich verabschiedet.

Zum Thema *Krebs* möchte ich nun abschließend eine wahre Geschichte erzählen, die sich in England abspielte und mit Klang nichts zu hat, jedoch mit Lebensbejahung!

Ein Mann, der gerade seinen Ruhestand genießen wollte, jedoch körperlich ziemlich litt, ließ sich im Hospital untersuchen. Die Diagnose war sehr hart, der ganze Körper war voller Krebs und eine Heilung schien den Ärzten aussichtslos. Sie sagten ihm, dass er vielleicht noch sechs Wochen zu leben habe. Dieser Mensch war zutiefst geschockt und völlig verzweifelt. Er und seine Frau weinten sehr viel. Nun beschlossen sie, das Leben noch einmal zu genießen, bis es eben vorbei war. Sie taten Dinge, die sie zuvor selten gemacht haben. Das beste Restaurant war gerade gut genug, sie erfüllten sich alle Urlaubsträume, gingen gemeinsam ins Kino und taten alles, um es sich noch einmal richtig gut gehen zu lassen.
So vergingen nun vier Wochen, sechs Wochen, acht Wochen, nach zwölf Wochen lebte er immer noch und es ging ihm immer besser. Dies machte in stutzig und er ließ sich im Hospital noch einmal untersuchen. Das Ergebnis war verblüffend, es war kein Krebs mehr da. Der Arzt meinte nur lapidar »Spontanremission«.
Dieses Beispiel sollte uns zu denken geben, denn würden wir mit Freude leben und gelassen sein, hätten Krankheiten keine Chance.

Im Laufe der Jahre durfte ich zudem feststellen, dass die Klangtherapie bei Lungenerkrankungen sehr gut und schnell wirkt.

Hierzu ein für mich unvergessliches Fallbeispiel:
Ein etwa 20jähriger Türke, der ebenfalls in meiner Nähe wohnte, hustete fast immer. Er hatte bereits den Spitznamen *Husti*, da man ihn schon von weitem hörte, wenn er sich näherte. Irgendwann konnte er das Wort *Husti* nicht mehr hören und fragte mich, ob ihm die Klangtherapie wohl helfen könnte. Die Ärzte sagten ihm, dass hier nichts mehr zu machen sei, da die Epithelhärchen weg wären. Er bekam in der ersten Woche etwa vier Be-

handlungen, die darauf folgende Woche noch drei. Der Dauerhusten war verschwunden, als hätte man einen Zauberstab über ihn gelegt. Aus *Husti* wurde wieder Musti. Ich traf ihn nach zwei Jahren wieder und obwohl er noch rauchte, waren die Hustenattacken verschwunden.

Ich habe viele Menschen erlebt, die Asthma hatten und auf Spray angewiesen waren. Meist reichte hier eine Klangbehandlung, bei zäheren Geschichten waren es zwei bis drei Klangsitzungen, und das Asthmaspray wurde nicht mehr gebraucht. Die Klienten waren sehr dankbar, da ihre Lebensqualität zurückkehrte.

Bei einem Klangseminar-Basiskurs war ein Mann mittleren Alters, er fragte mich, ob diese Klangtherapie auch bei Allergien wirken würde. Die Frage beantwortete ich ihm mit einem klaren Ja. Nach einer Klanganwendung stellte sich auch bei ihm Heilung ein.
Erst Tage nach der Grundausbildung erfuhr ich, dass er schwere Allergien hatte und ebenso das spezielle Asthmaspray benutzte. Nach acht Tagen waren sämtliche Allergien wie weggeblasen.

Allergien sind nichts anderes als Konfliktsituationen.
Erhalte ich zum Beispiel eine sehr schlechte Nachricht und es läuft gerade eine Katze vorbei, ist es durchaus möglich, dass man eine Katzenallergie entwickelt. Jedes Mal, wenn die betroffene Person nun eine Katze sieht, erinnert sich das Unterbewusstsein an jenen Konflikt und reagiert. So verhält es sich mit unterschiedlichen Allergieformen.

Der Klang ist auf Tiefenentspannung ausgelegt, im niederen Alpha-Bereich werden die Selbstheilungskräfte aktiviert. So kann im körperlichen und psychischen Bereich eine ganzheitliche Genesung stattfinden. Insbesondere auch bei Allergien, wie es eben dieser Mann erleben durfte.

Der Klang potenziert die Selbstheilungskräfte, so dass man hier von Quantenphysik sprechen kann.

Die von mir entwickelte Klangtherapie wirkt immer folgendermaßen:

- Das Immunsystem wird gestärkt und aufgebaut.
- Es findet immer eine Entgiftung statt.
- Dem Körper und der Seele wird Energie zugeführt.
- Dem Körper und der Seele wird Energie zugeführt.
- Der Verstand hat nun Pause, das Herz kann sich öffnen.

Zu mir kam einmal eine ältere Dame, sie war schon über 80 Jahre jung. Sie sagte mir, dass sie gesund und zufrieden sei, den Klang wollte sie einfach einmal erleben, da sie so viel Positives gehört hatte. Kurz vor der Anwendung erwähnte sie, sie könne sich jedoch nicht öffnen. Ich erwiderte ihr, dass alles zu seiner Zeit möglich sei. Nach der Klangsitzung hatte sie Freudentränen geweint. Sie strahlte voller Glück und war sehr dankbar für diese unerwartete Herzöffnung.

Eine aus Russland stammende Frau, die eine Klanganwendung zu ihrem Geburtstag geschenkt bekommen hatte, erlebte in der Tiefenentspannung etwas Außergewöhnliches. Sie erinnerte sich plötzlich daran, dass ein russischer Zar im 17. Jahrhundert bei einer Epidemie, die über einen Landstrich hereinbrach, alle Glocken läuten ließ, Tag und Nacht. Die Menschen spielten sämtliche Instrumente, die Klänge erzeugten. Die Epidemie, ob Pest oder Cholera, wich. Ist es nicht erstaunlich, was Klänge bewirken können?

Ein weiteres Beispiel gibt es aus der Tierwelt: Wenn Pinguin-Männchen nach ihrer langen Wanderung mit dem Ei in ihrem Beutel zurückkehren, erkennen sie ihre Weibchen an der Stimme. Dies ist bei einer derart großen Anzahl und dem unaufhörlichen Geschrei wirklich außergewöhnlich. Der Klang hätte mehr Aufmerksamkeit bei Wissenschaft und Schulmedizin verdient. Wer weiß, was man in dieser Richtung noch entdecken und erkennen wird.

Die beschriebenen Fallbeispiele sind keine Einzelfälle. Würde ich alle erlebten Spontanheilungen aufzählen, würden diese ein ganzes Buch füllen. So habe ich nur die ausgewählt, die mich besonders berührten.
Am meisten habe ich mich über die spontanen Heilerfolge gefreut, dennoch musste ich auch erleben, dass in dieser Richtung nichts geschehen ist. Der Klient hat die Klanganwendung zwar als sehr schön und entspannend erlebt, aber die ersehnte Genesung blieb aus. Hierfür mag es mehrere Gründe geben. So kann es sein, dass die Seele diese Erfahrung braucht und der Zeitpunkt des *Heil-seins* noch nicht gekommen ist. Oder, dass der Klient die Verantwortung abgibt und vom Therapeuten ein Wunder mit dem Zauberstab erwartet. Hinter jedem Symptom steckt eine Ursache, diese gilt es zu finden und zu erkennen. So sollte der Klient bereit sein, etwas in seinem Leben zu verändern. Doch das kann nur er selbst!

Bei einer unerwarteten Trennung vom Partner oder einem Todesfall eines geliebten Menschen, befinden sich viele in einem emotionalen Ausnahmezustand. Eine Klangbehandlung gibt ihnen zwar Energie, jedoch verwenden diese Menschen die Kraft meist gegen sich selbst, was die Trauer zusätzlich verstärkt. Hier führe ich lieber ein einfühlsames Gespräch und gehe in die Natur. Sind diese Klienten nach einiger Zeit bereit, loszulassen, macht die Klangtherapie wieder einen großen Sinn.

Vielen Menschen hat der Klang positive Veränderungen gebracht und eine neue Lebensqualität geschaffen, erleuchtet ist bis jetzt jedoch noch niemand geworden. Ein wichtiger Hinweis nochmals an dieser Stelle: Man muss nicht erst krank sein oder ein Symptom entwickelt haben, um eine Klanganwendung zu buchen. Sie wirkt prophylaktisch, baut Stress ab, gibt Energie, entgiftet die Zellen und erhöht die Schwingung – sie wirkt wie ein Jungbrunnen.

Nun zur Gesprächsführung. Diese gestaltet sich bei der Klangtherapie relativ einfach, wenn man einige Regeln beachtet. Das Wichtigste ist, absolut im Hier und Jetzt zu sein und die ganze Aufmerksamkeit dem Klienten zu schenken. Dies schafft Vertrauen und macht Mut, die vorhandenen Probleme darzulegen. Wenn der Therapeut aufmerksam zuhört, wird er bei 98 Prozent der Fälle feststellen, dass der Klient die Lösung seines Problems mitbringt. Dies klingt meistens so: *Eigentlich müsste ich ja dies oder jenes tun.* So können wir dem Klienten Mut zusprechen und ihn motivieren, seine Veränderung eizuleiten. Der wichtigste Satz aus der Pädagogik lautet: *Nichts gegen den Fehler tun, sondern für das Fehlende handeln!*

Jeder Mensch hat besondere Gaben und Fähigkeiten, die er mitbringt. Diese gilt es zu fördern und zu stärken. In der Gesprächsführung geht es nicht darum, in die Kindheit zurück zu blicken, um die Ursache für ein bestimmtes Verhaltensmuster zu finden. Wenn man leidvolle Erfahrungen aus der Vergangenheit ins Hier und Jetzt holt, erschafft man das gleiche Leid in der Zukunft.
Erlaubt ist dagegen, die Vergangenheit zu reflektieren. So erkennt man den ein oder anderen *roten Faden,* der sich durchs Leben zieht. Dieser zeigt nur auf, was sich dieser Mensch für dieses Leben ausgesucht hat, um eben diese und jene Erfahrungen zu machen.
Hat man den *roten Faden* gefunden, kann man ihn im Hier und Jetzt durchtrennen, denn diese Erfahrungen wurden ja bereits gemacht und sind in Zukunft nicht mehr nötig. Wichtig ist noch, mit dem Klienten dahingehend zu arbeiten, dass er weiß, was er will. Wird dies herausgefunden, braucht es nur noch Motivationsarbeit.

Die Klangsitzung bringt genügend Energie, um jetzt zu handeln und in der Gegenwart seine Zukunft neu auszurichten und neu zu gestalten.

Klangpyramide

Als krönender Abschluss der Klangtherapie ist die größte Klangpyramide der Welt geplant. In dieser Pyramide werden 24 ausgebildete Klangspieler die Menschen glücklich machen.

Es soll mit 24 Klangliegen, 24 Monochords, etwa 300 Klangschalen, 148 Gongs sowie 30 Bergkristallpyramiden gespielt werden. Die geometrische Form der Pyramide sowie die Klänge mit einer unglaublichen Vielfalt von Frequenzen, werden die Energie in einem solchen Maße potenzieren, dass 200 Menschen ihr Herz öffnen und eine Bewusstseinserweiterung in ungeahnter Weise erleben können.

Derzeit sind alle nötigen Vorbereitungen getroffen. Die Baupläne sind fertig, die Firma, die das dafür notwendige Mondholz liefert, wartet auf den Auftrag, das Bauland ist vorhanden. Alle sitzen in den Startlöchern, um mit Begeisterung loslegen zu können. Was zum jetzigen Zeitpunkt noch fehlt, ist die Investitionssumme von sieben Millionen Euro.

Ich wurde gefragt, warum ich so eine große, überdimensionale Klangpyramide bauen will. Lange musste ich nicht nachdenken: Die Klangtherapie mit Klangschalen und Gongs ist meine Berufung, auch wenn es für mich in diesem Leben lange Zeit dauerte, um sie wieder zu finden und zu erkennen. Tief im Herzen weiß ich, dass die Klangpyramide die Krönung dieser Tätigkeit ist. Ich habe diese Idee beziehungsweise diesen Gedanken schon seit etwa 15 Jahren, war jedoch irgendwie im Zweifel, ob es denn geschehen darf. Denn ich wusste, dass sich die Energie der Erde und der Menschen stark anheben würde.

So bekam ich nun durch einen *Zufall* die Chance, die geistige Welt durch ein Medium zu befragen, ob es an der Zeit sei, diese großartige Pyramide zu bauen. Ein aufsteigender Meister antwortete mit einem klaren JA. Und SIE würden bereits darauf warten.

So darf es nun geschehen, in aller Liebe zu den Menschen, zur Erde und jeder Kreatur.

Was in der Klangpyramide geschieht:

- Die Menschen gehen in eine bewusste Tiefenentspannung
- In der Tiefenentspannung werden die Selbstheilungskräfte aktiviert
- Durch den Klang in der Pyramide potenzieren sich die Selbstheilungskräfte in quantenphysikalischem Maße
- Es kann zu einer Spontangenesung kommen
- Es findet eine enorme Entgiftung statt.
- Alle liegenden Personen erleben eine außergewöhnliche Energiezufuhr und bekommen dadurch eine starke Lebenskraft
- Niedergedrücktheit löst sich sofort auf
- Lebensmut kehrt zurück
- Der Klang der Pyramide öffnet das Herz eines jeden Menschen
- Das Bewusstsein erweitert sich
- Die Grenzen der Wahrnehmung erweitern sich
- Der Schleier der gewohnten Denk- und Sichtweise löst sich auf
- Es entsteht ein absoluter Seinszustand
- Ich bin!
- Wer seine Berufung finden möchte, ist in der Klangpyramide richtig.
- In der Tiefenentspannung kann alles visualisiert werden, was man möchte.
- Sie ist bestens für Menschen geeignet, die Mut brauchen, um sich zu verändern

Schlusswort

Wir messen unserem Körper und der Materie viel zu große Bedeutung bei. Wir sind jedoch nicht unser Körper, sondern unser Geist.

Innere Gelassenheit hilft uns, gesund zu bleiben und Konflikte nicht als zu hart zu empfinden. Wir wissen, alles hat zwei Seiten, hinter jedem Minus steht auch ein Plus.

Wir sind hier, um in der dritten und vierten Dimension Erfahrungen zu machen, dies haben wir uns selbst ausgesucht. Im Augenblick der Empfängnis haben wir vergessen, dass wir Schöpfergott sind. Wir haben uns unsere Eltern ausgesucht, bestimmte Programme zu übernehmen und entsprechende Erfahrungen zu machen. Dies geht bis zu sieben Generationen zurück, auch die Großeltern spielen dabei eine nicht unerhebliche Rolle. So erleben wir die genau in die Erfahrung passende Erziehung und das entsprechende Milieu.

Eines ist jedoch immer gleich: Wir haben nie gelernt, auf Dauer bedingungslos geliebt zu werden. Wir wissen nicht, dass wir liebenswert sind, genau so, wie wir sind. Daher haben wir auch nicht gelernt, einfach so zu leben, wie wir sind und das zu tun, was wir tun wollen.

Uns wurde immer gesagt, was gut oder schlecht, richtig oder falsch ist. Wie also können wir uns selbst lieben? Wir waren nie wir selbst! Bewertung und Verurteilung begleiten uns ein Leben lang. Unser Selbstwert ist regelrecht zerbröckelt. Was bitteschön ist denn Subjektivität, was ist Objektivität? Wer sagt uns, was die Norm ist? Alles, was sich außerhalb dieser Norm befindet, wird als schlecht oder krank beurteilt und ist verboten.

Würden wir wissen, wer wir wirklich sind und welches schöpferische Potenzial in uns liegt, wären wir jeder Situation, die uns leidvolle Erfahrung bringt, ausgewichen. Also, wir sind hier, um eine Menge an Erfahrungen zu machen, in jeder Hinsicht.

- Unterbrecht euren roten Faden der Erfahrungen, hört in euch hinein und erkennt, was ihr nun wirklich wollt!
- Lernt so zu sein, wie ihr jetzt seid.
- Habt keine Angst mehr vor Verurteilungen und Bewertungen.
- Habt vielmehr den Mut, so zu sein, wie ihr jetzt gerade seid.
- Verändern werden wir uns durch Wissen und Erkenntnisse, so oder so.
- Also, seid authentisch!
- Sagt euch: »Ich bin der ich bin!«

Lieber Leser, ich wünsche dir eine gute Zeit
und ein friedvolles Erwachen.

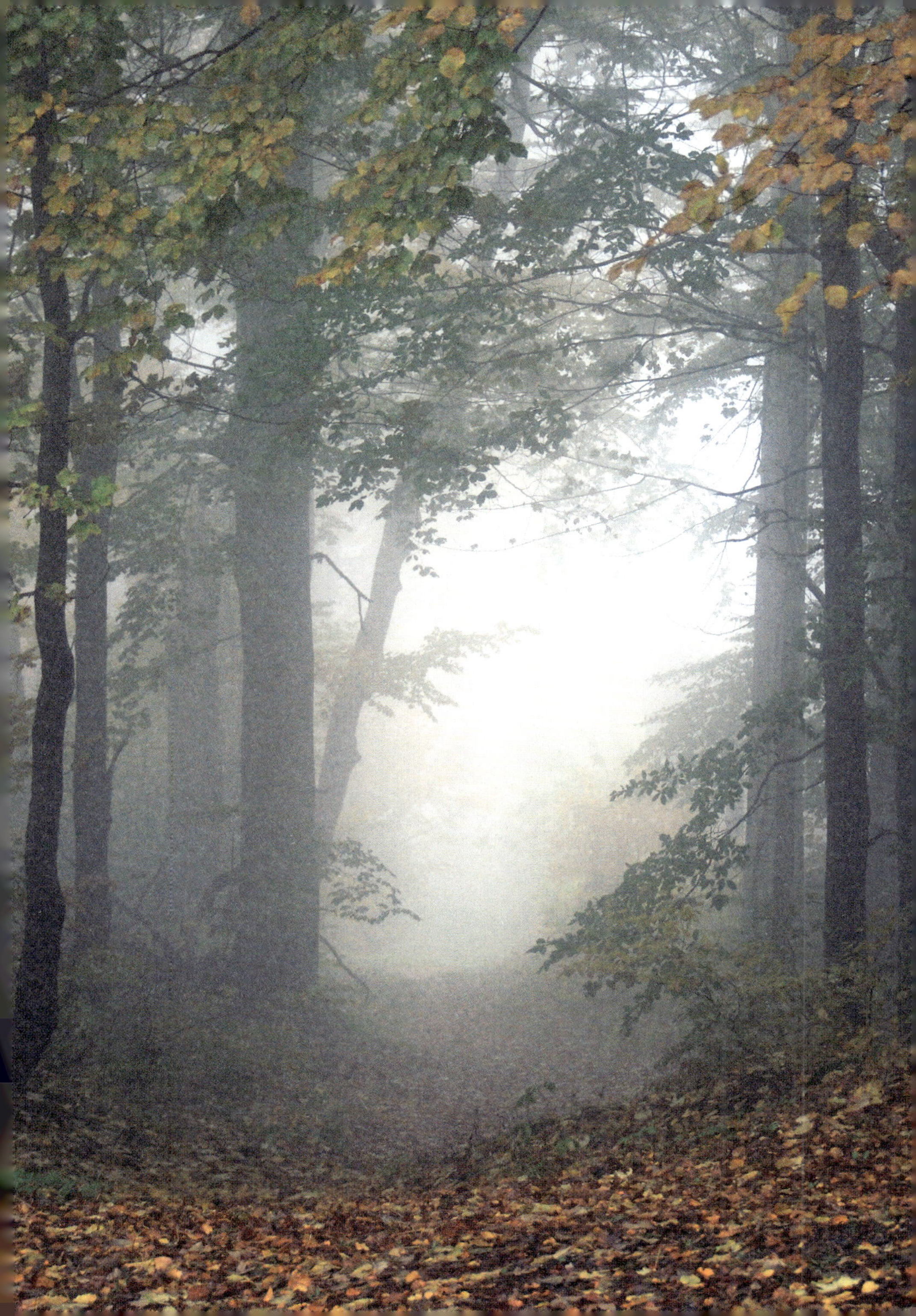

Empfehlungen

BÜCHER

Björn Eybl, *Die seelischen Ursachen der Krankheiten*
ISBN 978-385052299-1

Lars Peter Kronlob, *Die Neue Medizin*
ISBN 978-3-936830-50-7

Dr. med. Mag. Theol. Ryke Geerd Hamer, *Krebs und alle sogenannten Krankheiten* – ISBN 84-96127-14-1

Stanislav Grov, *Impossible – Wenn Unglaubliche passiert*
ISBN 978-3-466-34516-8

Keman, *Wege ins Licht – Das Erwachen der Götter*
ISBN: 3-89758-195-7

Keman, *Wege ins Licht – Die Rebellion der Götter*
ISBN: 3-89758-196-5

Keman, *Wege ins Licht – Das Spiel der Seelen*
ISBN: 3-89758-197-3

Elisabeth Kübler-Ross, *Sehnsucht nach Hause*
ISBN: 3-931652-21-1

Matthias Härtel, *Das Geheimnis unserer eiskalten Sonne*
ISBN 3-9810859-1-4

FILM

Bleep, *What the Bleep do we (k)now!? Ich weiß, dass ich nichts weiß!*

KLANGSCHALEN & GONGS

Claudia Weber – WELTEN-KLANG – *www.welten-klang.de*
Höchste Qualität und kompetente Beratung

Über den Autor

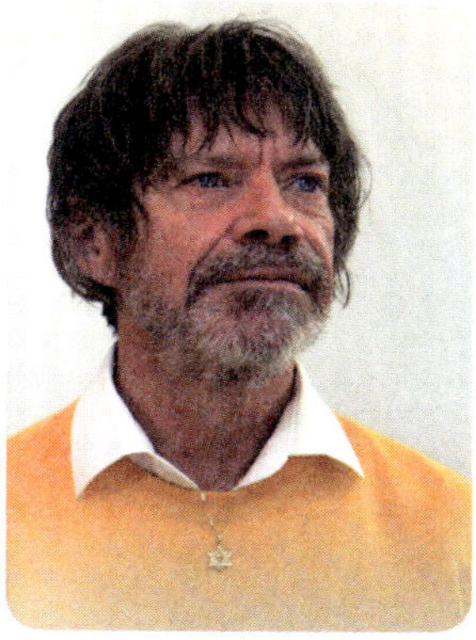

WALTER HÄFNER wird 1951 im bayerischen Engelmannsreuth geboren. Nach diversen beruflichen Abstechern führt ihn sein Lebensweg in die heilsame Welt des Klanges, in der er seine Berufung findet. Aus seiner leidenschaftlichen Arbeit heraus entwickelt er eine besondere Form der Klangtherapie, die er in diesem Buch vorstellt. In seinem Klang-Institut in Bischofsgrün hat er bereits tausende Schüler nach der Häfner-Methode ausgebildet.

Der Visionär veranstaltet Kraftortwanderungen im Fichtelgebirge und plant derzeit den Bau einer Klangpyramide als einen Ort der Heilung – ein Projekt mit Zukunftsperspektive.